国家 973 计划项目

"中医临床各科诊疗理论框架结构研究"成果

金元四大家医书校注丛书

石 岩 总主编

素问玄机原病式

金·刘完素 著

刘庚祥 校注

科学出版社

北 京

内 容 简 介

《素问玄机原病式》，金代刘完素著，约成书于1152年。作者精研《素问·至真要大论》中病机十九条，将病机整理归纳为五运主病与六气为病两大类十一条，并对各条病机逐一阐发说明，提出相应的治疗原则。本书重点论述了火热致病的理论，反映了刘完素的寒凉派学术思想，是中医病机学说的重要著作，对后世产生了较大的影响。

本书适用于中医医史文献和中医临床医生使用，也可供中医爱好者参考。

图书在版编目（CIP）数据

素问玄机原病式 /（金）刘完素著；刘庚祥校注. —北京：科学出版社，2021.7

（金元四大家医书校注丛书 / 石岩总主编）

ISBN 978-7-03-069382-2

Ⅰ. ①素… Ⅱ. ①刘… ②刘… Ⅲ. ①《素问》-研究 Ⅳ. ①R221.1

中国版本图书馆CIP数据核字（2021）第141218号

责任编辑：刘 亚 / 责任校对：蒋 萍
责任印制：徐晓晨 / 封面设计：黄华斌

科学出版社 出版
北京东黄城根北街16号
邮政编码：100717
http://www.sciencep.com

北京中科印刷有限公司 印刷
科学出版社发行 各地新华书店经销

*

2021年7月第 一 版　开本：720×1000 1/16
2021年7月第一次印刷　印张：5
字数：81 000

定价：48.00元

（如有印装质量问题，我社负责调换）

丛书编委会

总 主 编 石 岩

副 主 编 刘庚祥 傅海燕 杨宇峰

编 委 （以姓氏笔画为序）

马 丹 王 雪 王宏利 王蕊芳

艾 华 曲妮妮 吕 凌 闫海军

杨宇峰 谷 松 谷建军 张 华

陈 雷 邰东梅 尚 冰 季顺欣

赵鸿君 战佳阳 曹 瑛

总前言

中医药学是一个伟大的宝库，其学术源远流长，其理论博大精深，其学说百家争鸣。若要真正掌握其思想精髓，灵活应用以治病救人，非熟读、领悟历代医学经典别无他路。国家中医药管理局因此提出"读经典，做临床"的口号，以倡导中医界的同事、学子，认真研读历代有代表性的中医典籍，以提高中医理论与临床水平。

金元时期是中医药学迅速发展的时期。受宋明理学的影响，中医药学针对宋以前的诊疗模式、临症方法展开了学术争鸣，全面探究病因病机理论，形成了新的外感内伤病机学说，即金元四大家的学术争鸣。他们对宋以前那种"方证相应""以方名证"，临证辨识"方证"的诊疗模式提出了挑战，开始大量使用《内经》阴阳五行、脏腑气血学说探讨病因病机，推导和辨析临症证候及症状发生和变化的机理。

金元四大家以刘完素为首。刘完素，字守真，自号通玄处士。河间人（今河北省河间县），故尊称刘河间。他在精研《素问》《伤寒论》的基础上，以"火热论"阐发六气病机，提出了"六气皆从火化"的著名论点，力主寒凉治病，创立了寒凉学派。主要著作有《素问玄机原病式》《黄帝素问宣明论方》和《素问病机气宜保命集》。

张从正，字子和，自号戴人。睢州考城人（今河南睢县、兰考一带）。私淑刘河间，治病宗河间寒凉之法，又发展河间寒凉学派为以寒凉攻邪为特点的攻邪学派。他认为疾病"或自外而入，或由内而生，皆邪气也"，邪留则正伤，邪去则正安，故治疗上以汗、吐、下三法攻除疾病。其代表作为《儒门事亲》。

李杲，字明之，真定人（今河北正定），居于东垣地区，晚号东垣老人。师事张元素，依据《内经》以胃气为本的理论，提出了"内伤脾胃，百病由生"的观点，治疗上强调调理脾胃，升提中气，创立了补土学派。其代表作为《脾胃论》《内外伤辨惑论》和《兰室秘藏》。

朱震亨，字彦修，婺州义乌人（今浙江义乌市），其乡有小河名丹溪，故尊之为丹溪翁。丹溪师事罗知悌，又受到刘完素、张从正、李杲三家学说的影响及程、朱理学的影响，倡导"阳常有余，阴常不足"和"相火"易于妄动耗伤精血的观点，治疗上主张滋阴降火，善用滋阴降火药，后世称其学术流派为养阴派。丹溪的著作，以《局方发挥》《格致余论》和《金匮钩玄》为代表，而《丹溪心法》等则为其门人弟子整理其学术经验而成书。

金元四大家及其传承弟子经过不断的研究、探讨与实践，构建了当时中医学临症诊疗模式及临症的基本理论框架，即"时方派"的特色学术。时方派的理论、实践及诊疗模式是在宋代医学着重方剂的收集、整理、汇总的基础上，又在临症理论、诊疗模式方面进行了一次更深入的研讨、辨析与提高，把古代有着各自发展轨迹的"医经理论"与"经方实践"在方法上进行了相融的构建，形成了金元时期用医经理论推导、辨析、诠释"方"与"证"之间关系的辨（病机）证施治的基本模型。这种初始的模型经过后世的不断发展、完善，逐渐丰富它的理论框架，形成了后世中医学临症的主流模式，亦是我们现代中医临症官方的主流模式。因此，认真研读金元四大家的著作，探讨金元时期学术争鸣的起因与内涵，辨析当时临症模式转换的背景及辨（病机）证施治的形成与发展，对于我们研究现代中医临症的诊疗模式，临症理论的框架结构具有不可或缺的意义。

作为国家重点研究课题973项目的一部分，我们汇集了金元四大家有影响的代表作11部及从诸书中汇总的《朱丹溪医案拾遗》1部，编辑成"金元四大家医书校注丛书"。通过筛选好的底本，配合校勘讹误，注释疑难，诠释含义等方式，深入准确地理解原著内容，以期方便读者学习了解金元四大家医书的内容。同时从学说的源流、背景、学术特色及对后世的影响等方面，对各书进行了系统研究。

不过限于水平，错误与疏漏之处在所难免，切望广大专家、读者批评指正。

编　者

2020年10月

校注说明

《素问玄机原病式》1卷，金代刘完素著。刘完素，字守真，自号通玄处士，河北河间人，刘完素为金代著名医家，金元四大家之一，寒凉派代表人物。

《素问玄机原病式》，约成书于1152年，刊行后流传甚广，现存版本有元刊本、明刊本、清刻本、《古今医统正脉全书》本及《四库全书》本等。1957年以后出版了影印本及铅印本。此次校注《素问玄机原病式》，方法如下：

一、以文渊阁《四库全书》本为底本，以明万历二十九年（1601年）吴勉学校步月楼刻本《古今医统正脉全书》本为主校本，以宣统元年（1909年）上海千顷堂石印本《刘河间伤寒三书》为参校本。

二、底本明显的错字、俗字、异体字，径改为通行简化字，不加注。通假字、古字保留，酌情加注。

三、为便于读者阅读，对文中字词进行了详细注释，并以按语形式对某些原文加以说明。

四、正文前原无目录，为便于读者全面了解书中内容，现辑录于前。

五、为便于读者全面了解作者及著作情况，补录了《四库全书总目提要》中《素问玄机原病式》提要。另外，将"《素问玄机原病式》学术特色研究"一文附于后，以供参考。

因校注者水平所限，疏漏之处在所难免，望广大读者指正。

校注者

2020年12月

目录

总前言
校注说明
提要 ………………………………………………………………… 1
序 …………………………………………………………………… 2
五运主病 ……………………………………………………………… 11
    诸风掉眩，皆属肝木 ………………………………………………… 11
    诸痛痒疮疡，皆属心火 ……………………………………………… 12
    诸湿肿满，皆属脾土 ………………………………………………… 12
    诸气膹郁病痿，皆属肺金 …………………………………………… 13
    诸寒收引，皆属肾水 ………………………………………………… 13
六气为病 ……………………………………………………………… 14
    风类 …………………………………………………………………… 14
    热类 …………………………………………………………………… 14
    湿类 …………………………………………………………………… 34
    火类 …………………………………………………………………… 35
    燥类 …………………………………………………………………… 59
    寒类 …………………………………………………………………… 61
附录 …………………………………………………………………… 69
    《素问玄机原病式》学术特色研究 ………………………………… 69

提　要

　　《素问玄机原病式》一卷，金刘完素撰。完素字守真，河间人。事迹具《金史·方技传》。是书因《素问·至真要论》详言五运六气盛衰胜复之理，而以病机一十九条附于篇末，乃于十九条中采一百七十六字，演为二百七十七字，以为纲领，而反复辨论以申之。凡二万余言。大旨多主于火。故张介宾作《景岳全书》攻之最力。然完素生于北地，其人禀赋多强，兼以饮食醇醲，久而蕴热，与南方风土原殊。又完素生于金朝，人情淳朴，习于勤苦，大抵充实刚劲，亦异乎南方之脆弱，故其持论多以寒凉之剂攻其有余，皆能应手奏功。其作是书，亦因地因时，各明一义，补前人所未及耳。医者拘泥成法，不察虚实，概以攻伐戕生气。譬诸检谱角抵[①]，宜其致败，其过实不在谱也。介宾愤疾力排，尽归其罪于完素，然则参桂误用亦可杀人，又将以是而废介宾之书哉？张机《伤寒论》有曰，桂枝下咽，阳盛乃毙；承气入胃，阴盛以亡。明药务审证，不执一也。故今仍录完素之书，并著偏主之弊，以持其平焉。

『注释』

　　①检谱角抵：检谱，检查书谱。角抵，两人相抵以较量力气的运动，我国古代体育活动项目之一。类似现代的摔跤。

『按语』

　　本文摘自《四库全书总目提要》。本提要介绍了《素问玄机原病式》采《素问·至真要大论》176 字，反复辨论推演为 277 字作为纲领，以言五运六气盛衰胜复之理，其观点"大旨多主于火"。客观地评价了刘完素力主火热治病之缘由。

序

夫医教者,源自伏羲①,流于神农②,注于黄帝③,行于万世,合于无穷,本乎大道,法乎自然之理。孔安国④序《书》曰:伏羲、神农、黄帝之书,谓之三坟⑤,言大道也。少昊、颛顼、高辛、唐、虞⑥之书,谓之五典⑦,言常道也。盖五典者,三坟之末也,非无大道,但专明治世之道;三坟者,五典之本也,非无常道,但以大道为体,常道为用,天下之能事毕矣。然而玄机奥妙,圣意幽微,浩浩乎不可测,使之习者,虽贤智明哲之士,亦非轻易可得而悟矣。

『注释』

①伏羲:古代传说中的三皇之一。风姓。相传其始画八卦,又教民渔猎。
②神农:古代传说中的三皇之一。相传神农尝百草,始作方书。
③黄帝:古代传说中的三皇之一。传说是中原各族的共同祖先。少典之子,姓公孙,居轩辕之丘,故号轩辕氏。
④孔安国:汉代名儒,曾为《尚书》作传,有序言。
⑤三坟:传说中我国最古的书籍。《左传·昭公十二年》:"是能读三坟、五典、八索、九丘。"杜预注:"皆古书名。"
⑥少昊、颛顼、高辛、唐、虞:上古传说中的五位帝王。晋代皇甫谧《帝王世纪》:"伏羲、神农、黄帝为三皇,少昊、高阳、高辛、唐、虞为五帝。"
⑦五典:《〈尚书〉序》:"少昊、颛顼、高辛、唐、虞之书,谓之五典,言常道也。"孔颖达疏:"言五帝之道,可以百代常行。"

『原文』

洎①乎周代,老氏②以精大道,专为道教;孔子以精常道,专为儒教。由是儒、道二门之教著矣。归其祖,则三坟之教一焉。儒、道二教之书,比之三坟之经,则言象义理,昭然可据,而各得其一意也。故诸子百家,多为著述,所宗之者,庶博知焉。

『注释』

①洎（jì 记）：等到。
②老氏：即老子，春秋时期思想家，道教的创始人。老子姓李，名耳，字聃，故亦称老聃。

『原文』

呜呼！余①之医教，自黄帝之后，二千五百有余年，汉末之魏，有南阳太守张机仲景，恤于生民多被伤寒之疾，损害横夭，因而辄②考古经，以述《伤寒卒病方论》③一十六卷，使后之学者，有可依据。然虽所论未备诸病，仍为要道，若能以意推之，则思过半矣，且所述④者众，所习者多，故自仲景至今，甫⑤仅千岁，凡著述医书，过往古者八九倍矣。夫三坟之书者，大圣人之教也。法象天地⑥，理合自然，本乎大道。仲景者，亚圣也。虽仲景之书，未备圣人之教，亦几于圣人，文亦玄奥，以致今之学者，尚为难焉。故今人所习，皆近代方论而已，但究其末，而不求其本。况仲景之书，复经大医王叔和⑦撰次遗方，宋开宝⑧中，节度使高继冲⑨编集进上。虽二公操心用智，自出心意，广其法术，杂于旧说，亦有可取。其间或失仲景本意，未符古圣之经，愈令后人学之难也。况仲景之世四升，乃唐、宋之一升，四两为之一两；向者人能胜毒，及多哎咀⑩，汤剂有异今时之法。故今人未知其然，而妄谓时世之异，以为无用，而多不习焉。

『注释』

①余：指我们。
②辄：立即，就。
③《伤寒卒病方论》：书名，即《伤寒杂病论》。
④述：泛指著述之作。汉代王充《论衡·对作》："'五经'之兴，可谓作矣；太史公书、刘子政序、班叔皮传，可谓述矣。"
⑤甫：方才，刚刚。
⑥法象天地：以天地之象为认识事物的标准和模式。
⑦王叔和：名熙，西晋著名医学家，曾任太医令，整理了《伤寒杂病论》。
⑧宋开宝：宋太祖赵匡胤年号，当公元968～976年间。原称为"唐开宝"，径改。

⑨高继冲：五代南平人，字成和，拜荆南节度使，宋太祖赵匡胤平定天下后，归宋。太祖复命为节度使。

⑩㕮咀（fǔjǔ府举）：古时的一种制剂方法，用口把药物嚼碎、咬细，加水煎服。后指粉碎。

『原文』

唯近世朱奉议①多得其意，遂以本仲景之论，而兼诸书之说，编集作《活人书》②二十卷。其门多，其方众，其言直，其类辨，使后学者，易为寻检施行，故今之用者多矣。然而其间亦有未合圣人之意者，往往但相肖③而已。

『注释』

①朱奉议：朱肱，字翼中，宋代吴兴人，曾任奉议郎、医学博士等职。
②《活人书》：书名，即《南阳活人书》、《类证活人书》。
③肖：相似，类似。

『原文』

由未知阴阳变化之道①，所谓木极似金，金极似火，火极似水，水极似土，土极似木者也。故《经》曰："亢则害，承乃制。"谓己亢过极则反似胜己之化也。俗未之知，认似作是，以阳为阴，失其意也。

『注释』

①道：原无，据《古今医统正脉全书》改。

『按语』

"己亢过极则反似胜己之化"是刘完素的一个著名观点，"己亢过极"是指自己这一气亢极时；"反似胜己之化"，是指反而能见到胜己之气的变化（现象）。例如，当木气过急时，五行系统为了保持平衡，这时能胜木气的金气就要亢起，制约木气，抑制其亢盛，使五行系统恢复平衡，但当金气亢起制约木气的时候，系统中就呈现出金气的变化（现象），曰"木极似金"。因此，称其为"己亢过极则反似胜己之化"。

『原文』

嗟夫！医之妙用，尚在三坟，观夫后所著述者，必欲利于后人，非但矜炫①而已，皆仁人②之心也，非不肖③者所敢当。其间互有得失者，由乎言本求其象，象本求其意，意必合其道，故非圣人，而道未全者，或尽其善也鲜矣。岂欲自涉非道而乱圣经，以惑人志哉。

『注释』

① 矜炫：夸耀，炫耀。
② 仁人：有德行的人。
③ 不肖：不成材；不正派，小人类。

『原文』

自古如祖圣伏羲画卦，非圣人孰能明其意二万余言？至周文王方始立象演卦①，而周公述爻②，后五百余年，孔子以作《十翼》③，而《易》④书方完然。后易为推究，所习者众，而注说者多。其间或所见不同而互有得失者，未及于圣，窃窥道教故也。易教体乎五行八卦，儒教存乎三纲五常，医教要乎五运六气，其门三，其道一，故相须以用而无相失，盖本教一而已矣。若忘其根本，而求其华实之茂者，未之有也。

『注释』

① 立象演卦：取法万物形象而推演八卦。
② 爻：辞的省称。
③ 《十翼》：《易》的《上彖》、《下彖》、《上象》、《下象》、《上系》、《下系》、《文言》、《说卦》、《序卦》、《杂卦》十篇，相传为孔子所作，总称"十翼"。
④ 《易》：书名，代卜筮之书。有《连山》、《归藏》、《周易》三种，合称三《易》，今仅存《周易》，简称《易》。

『原文』

故《经》①曰：夫五运②阴阳者，天地之道也，万物之纲纪，变化之父母，生杀之本始，神明之府也。可不通乎？《仙经》③曰：大道不可以筹算，道不在数故也。可以筹算者，天地之数也。若得天地之数，则大道在其中矣。《经》曰：天地之至数，始于一而终于九。数之可十，推之可百，数之可千，推之可万，万之不可胜数，然其要一也。又云：知其要者，一言而终，不知其要，流散无穷。又云：至数之机，迫迮④而微，其来可见，其往可追，敬之者昌，慢之者亡，无道行私，必得天殃。又云：治不法天之纪，地之理，则灾害至矣。又云：不知年之所加，气之兴衰，虚实之所起，不可以为工矣。由是观之，则不知运气而求医无失者，鲜⑤矣！

『注释』

①经：据下文，当指《素问》。下同。
②运：原为"经"，据《古今医统正脉全书》改。
③《仙经》：道家经典著作。
④迫迮：物密聚紧靠貌。
⑤鲜：少。

『原文』

今详《内经·素问》，虽已校正改误音释，往往尚有失古圣之意者，愚俗①闻之，未必不曰，尔何人也，敢言古昔圣贤之非？嗟夫！圣人之所为，自然合于规矩，无不中其理者也！虽有贤哲，而不得自然之理，亦岂能尽善而无失乎？况经秦火②之残文，世本稀少。故自仲景之后，有缺"第七"一卷，天下至今无复得其本。然虽存者，布行于世，后之传写镂板③，重重差误，不可胜举。以其玄奥而俗莫能明，故虽舛讹④，而孰知之！故近代敕勒⑤孙奇、高保衡、林亿等校正，孙兆改误⑥，其序有言曰："正谬误者，六千余字；增注义者，二千余条。"若专执旧本，以谓往古圣贤之书，而不可改易者，信⑦则信矣，终未免泥于一隅。

『注释』

①愚俗：犹世俗。亦指愚昧庸俗的人。
②秦火：指秦始皇焚书事。
③镂（lòu 漏）板：谓雕版印刷。
④舛（chuǎn 喘）讹：错乱；错误。
⑤敕（chì 赤）勒：敕，古时皇帝强制推行的命令叫作敕；勒，强制，强迫。
⑥孙奇……孙兆改误：孙奇、高保衡、林亿、孙兆均为宋人。

⑦信：果真，确实。

『原文』

及夫唐·王冰①次注序云：世本纰缪②，篇目重迭，前后不伦③，文义悬隔，施行不易，披会④亦难。岁月既淹⑤，习以成弊，或一篇重出，而别立二名。或两论并合，而都为一目；或问答未已，而别树篇题；或脱简不书，而云世缺。重《合经》而冠《针服》⑥；并《方宜》而为《咳篇》⑦；隔《虚实》而为《逆从》⑧；合《经络》而为《论要》⑨；节《皮部》而为《经络》⑩，退《至教》以先《针》⑪。如此之流，不可胜数。又曰：其中简脱文断，义不相接者，搜求经论有所，迁移以补其处；篇目坠缺，指事不明者，详其意趣，加字以昭其义；篇论吞并，义不相涉，缺漏名目者，区分事类，别目以冠篇首；君臣请问，义理乖戾⑫者，考较尊卑，增益以光其意；错简碎文，前后重迭者，详其旨趣，削去繁杂，以存其要，辞理秘密，难粗⑬论述者，别撰《玄珠》⑭，以陈其道。凡所加字，皆朱书其文，使今古必分，字不杂糅⑮。然则岂但仆⑯之言哉！设若后人或怒王冰、林亿之辈，言旧有讹谬者，弗去其注，而惟攻其经，则未必易知而过其意也。

『注释』

①王冰：别号启玄子，唐代人，官为太仆令，亦称王太仆，曾整理、注释《黄帝内经素问》。

②世本：指当时通行的版本。　　纰（pī 批）缪：错误。

③伦：条理，顺序。

④披会：翻阅领会。

⑤淹：久，长久。

⑥重《合经》而冠《针服》：指《素问》经王冰整理之前，《合经》一篇重复出现，其中的一篇却冠以"针服"的篇名。

⑦并《方宜》而为《咳篇》：同上，把《异法方宜论》并在《咳论篇》内。

⑧隔《虚实》而为《逆从》：隔，通"融"，指把《通评虚实论》的内容融合到《四时刺逆从论》中。

⑨合《经络》而为《论要》：把《经络》篇的内容并入《玉版论要》篇。"论要"原为"要论"，据王冰《次注序》改。

⑩节《皮部》而为《经络》：删节《皮部论》的内容，而作为《经络论》。

⑪退《至教》以先《针》：把《著至教论》退向后，而把《针解篇》排在前。

"至教"原为"至道",据王冰《次注序》改。

⑫乖戾:悖谬;不合情理。

⑬粗:粗疏;粗略。

⑭《玄珠》:书名,王冰撰,已亡佚。

⑮杂糅:混杂。

⑯仆:自谦词,我。

『原文』

然而王冰之注,善则善矣,以其仁人之心,而未备圣贤之意。故其注或有失者也。由是校正改误者,往往证当王冰之所失,其间不见其失,而不以改证者,不为少矣。虽称校正改误,而或自失者,亦多矣。呜呼!不唯注未尽善,而王冰迁移加减之经,亦有臆说,而不合古圣之意者也。虽言凡所加字皆朱书其文,既传于世,即世文,皆为墨字也。凡所改易之间,或不中其理者,使智哲以理推之,终莫得其真意,岂知未达真理,而不识其伪所致也。近世所传之书,若此说者多矣。

然而非其正理,而求其真意者,未之有也,但略相肖而已。虽今之经与注,皆有舛讹,比之旧者,则易为学矣。若非全元起本①,及王冰次注,则林亿之辈,未必知若是焉,后之知者多因之也。今非先贤之说者,仆且无能知之,盖因诸旧说,而方入其门,耽玩②既久,而粗见得失。然诸旧失,而今有得者,非谓仆之明也;因诸旧说之所得者,以意类推,而得其真理,自见其伪,亦皆古先圣贤之道也。仆岂生而知之者哉!

『注释』

①全元起本:指梁代全元起所著《素问训解》一书。

②耽玩:专心研习。

『原文』

夫别医之得失者,但以类推运气造化之理,而明可知矣。观夫世传运气之书多矣,盖举大纲,乃学之门户。皆歌颂钤图①而已,终未备其体用,及互有得失,而惑人志者也。况非其人,百未得于经之一二,而妄撰运气之书,传于世者,是以矜己惑人,而莫能彰验,致使学人不知其美,俾②圣经妙典,日远日疏,而习之者鲜矣。悲夫!世俗或以谓运气无征,而为惑人之妄说者。或但言运气为大道玄机,若非生而知之则莫能学之者。由是,学人寡而知者鲜。设有攻其本经,而复有注说雕写之误也，况乎造化玄奥之理，未有比物立象以详说者也。

『注释』

①歌颂钤（qián 前）图：指歌诀、图表一类初浅介绍运气的书籍。钤，盖印章，引申指图。
②俾：使。

『原文』

仆虽不敏，以其志慕兹道，而究之以久，略得其意，惜乎天下尚有未若仆之知者。据乎所见，而辄伸短识，本乎三坟之圣经，兼以众贤之妙论，编集运气要妙之说。十万余言，九篇三部，勒①成一部，命曰《内经运气要旨论》，备见圣贤之妙用。然妙则妙矣，以其妙道，乃为对病临时处方之法，犹恐后学未精贯者，或难施用。复宗仲景之书，率参圣贤之说。推夫运气造化自然之理，以集伤寒杂病脉证方论之文，一部三卷，十万余言，目曰《医方精要宣明论》②。凡有世说之误者，详以此证明之，庶令学者，真伪自分，而易为得用。且运气者得于道同，盖明大道之一也。

『注释』

①勒：编纂。
②《医方精要宣明论》：也称《宣明论方》，或称《宣明论》，刘完素重要著述之一。

『原文』

观夫医者，唯以别阴阳虚实，最为枢要，识病之法，以其病气归于五运六气之化，明可见矣。谨率①《经》之所言，二百余字，兼以语辞，二百七十七言，绪归五运六气而已。大凡明病阴阳虚实，无越此法。虽已并载前之二帙，复虑世俗多出妄说，有违古圣之意。今特举二百七十七字，独为一本，名曰《素问玄机原病式》。遂以比物立象，详论天地运气造化自然之理二万余言，仍以改证世俗谬说。虽不备举其误，其意足可明矣；虽未备论诸疾，以此推之，则识病六气阴阳虚实，几于备矣。盖求运气言象之意，而得其自然神妙之情理。《易》曰：书不尽言，言不尽意，设卦以尽情伪，系辞焉以尽其言，变而通之以尽利，鼓之舞之以尽神。《老子》曰：不出户知天下，不窥牖②见天道。其出弥③远，其知弥少。盖由规矩而取方员也。夫运气之道者,犹诸此也。

『注释』

①率:网罗,收集。
②牖(yǒu 有):窗子。
③弥:益,更加。

『原文』

嗟夫!仆勉述其文者,非但欲以美于己而非于人,矜于名而苟于利也,但贵学者易为晓悟,而行无枉错耳。如通举《内经运气要旨论》及《医方精要宣明论》者,欲令习者求其备也。其间或未臻其理者,幸冀将来君子以改正焉。但欲同以宣扬古圣之妙道,而普救后人之生命尔。

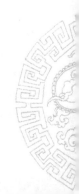

五 运 主 病

诸风掉眩，皆属肝木

『原文』

掉，摇也。眩，昏乱旋运①也。风主动故也。所谓风气甚，而头目眩运者，由风木旺，必是金衰不能制木，而木复生火，风火皆属阳，多为兼化②，阳主乎动，两动相搏，则为之旋转。故火本动也，焰得风则自然旋转③。如春分至小满，为二之气，乃君火之位；自大寒至春分七十三日④，为初之气，乃风木之位，故春分之后，风火相搏，则多起飘风，俗谓之旋风是也，四时皆有之。由五运六气千变万化，冲荡击搏，推之无穷，安得失时而便谓之无也。但有微甚而已。人或乘车、跃马、登舟、环舞而眩运者，其动不正，而左右纡曲⑤，故《经》曰：曲直动摇，风之用也。眩运而呕吐者，风热甚故也。

『注释』

①运：通"晕"。
②兼化：两种以上的气化同时并见，谓之兼化。
③故火本动也，焰得风则自然旋转：原无，据上海千顷堂石印本《刘河间伤寒三书》加改。
④自大寒至春分七十三日：计算有误，当为六十日。
⑤纡曲：迂回曲折。

『按语』

掉眩，指眩晕头摇或肢体震颤。《素问·五常政大论》："其动掉眩巅疾。"王冰注："掉，摇动也；眩，旋转也。"

诸痛痒疮疡，皆属心火

『原文』

　　人近火气者，微热则痒，热甚则痛，附近则灼而为疮，皆火之用也。或痒痛如针轻刺者，犹飞迸火星灼之然也。痒者，美疾也。故火旺于夏，而万物蕃鲜①荣美也。炙之以火，渍②之以汤③，而痒转甚者，微热之所使也；因而痒去者，热令皮肤纵缓，腠理开通，阳气得泄，热散而去故也。或夏热皮肤痒，而以冷水沃④之不去者，寒能收敛，腠理闭密，阳气郁结，不能散越，怫热⑤内作故也。痒得爬⑥而解者，爬为火化，微则亦能令痒；甚则痒去者，爬令皮肤辛辣，而属金化，辛能散，故金化见则火力分而解矣。或云痛为实，痒为虚者，非谓虚为寒也，正谓热之微甚也。或疑疮疡皆属火热。而反腐烂出脓水者，何也？犹谷肉果菜，至于热极，则腐烂而溃为污水也。溃而腐烂者，水之化也。所谓五行之理，过极则胜己者反来制之，故火热过极，则反兼于水化。又如盐能固物，令不腐烂者，咸寒水化，制其火热，使不过极，故得久固也。万物皆然。

『注释』

①蕃鲜：植物茂盛鲜美。
②渍：浸泡。
③汤：沸水，热水。
④沃：荡涤。
⑤怫（fú 服）热：即郁热。
⑥爬：用指甲搔。

诸湿肿满，皆属脾土

『原文』

　　地之体也，土。热极盛则痞塞肿满，物湿亦然，故长夏属土，则庶物隆盛①也。

『注释』

①庶物隆盛：万物昌盛。

诸气膹郁①病痿，皆属肺金

『原文』

膹，谓膹满也。郁，谓奔迫②也。痿，谓手足痿弱，无力以运动也。大抵肺主气，气为阳，阳主轻清而升，故肺居上部，病则其气膹满奔迫，不能上升，至于手足痿弱，不能收持，由肺金本燥，燥之为病，血液衰少，不能营养百骸故也。《经》曰：手指得血而能摄，掌得血而能握，足得血而能步。故秋金旺则雾气蒙郁，而草木萎落，病之象也。萎，犹痿也。

『注释』

①膹郁：积满，郁结。王冰注："膹，谓膹满。"《医宗金鉴·运气要诀·运气为病歌》："诸气膹郁痿肺金。"注："膹郁，谓气逆胸满，膹郁不舒也。"

②奔迫：急促，匆忙。表气逆上急态。

诸寒收引，皆属肾水

收敛引急①，寒之用也。故冬寒则拘缩矣。

『注释』

①引急：引，拉，牵挽。急，紧，紧缩。

六气为病

风 类

诸暴①强直，支痛软戾②，里急筋缩，皆属于风。（厥阴风木乃肝胆之气也）

暴，卒也，虐害也。强劲有力而不柔和也。直，筋劲强也。支痛，支持也，坚固支持③，筋挛不柔而痛也。软戾：软，缩也。戾，乖戾也。谓筋缩里急乖戾失常而病也。然燥金主于紧敛短缩劲切④。风木为病，反见燥金之化，由亢则害，承乃制。况风能胜湿而为燥也，亦十月风病势甚而成筋缓者，燥之甚也。故诸风甚者，皆兼于燥。

『注释』

①暴：突然。
②支："肢"的古字。　　软戾：违逆无力。
③支持：肢体僵持意。
④劲切：刚强峻急意。

热 类

诸病喘，呕，吐酸，暴注，下迫，转筋，小便混浊，腹胀大鼓之如鼓，痈，疽，疡，疹，瘤气，结核，吐下霍乱，瞀，郁，肿胀，鼻塞，鼽，衄，血溢，血泄，淋，閟，身热恶寒，战栗，惊，惑，悲，笑，谵，妄，衄，蔑血汗，皆属于热。（手少阴君火之热，乃真心、小肠之气也）

喘　火气甚为夏热，衰为冬寒。故病寒则气衰而息微，病热则气甚而息粗。又寒水为阴，主乎迟缓；热火为阳，主乎急数。故寒则息迟气微，热则息数气粗而为喘也。

『按语』

比象推理,前提是"火气甚为夏热,衰为冬寒"(来自阴阳之理),所以"病寒则气衰而息微,病热则气甚而息粗"。

『原文』

呕:胃膈热甚则为呕。火气炎上之象也。

『按语』

比象方法:因为胃膈热甚则可发生呕吐,而呕吐从病证表现上看,有上升之象。所以从上述病证来看,"胃膈热甚则为呕"正是"火气上炎之象也"。

『原文』

吐酸:酸者,肝木之味也。由火盛制金,不能平木,则肝木自甚,故为酸也。如饮食热则易于酸矣。或言吐酸为寒者,误也。又如酒之味苦而性热,能养心火,故饮之则令人色赤气粗,脉洪大而数,语涩谵妄,歌唱悲笑,喜怒如狂,冒昧①健忘,烦渴,呕吐,皆热证也。其吐必酸,为热明矣。况热则五味皆浓。《经》曰:在地为化,化生五味。皆属土也。然土旺胜水,不能制火,则火化自甚,故五味热食,则味皆厚也。是以肝热则口酸,心热则口苦,脾热则口甘,肺热则口辛,肾热则口咸。或口淡者,胃热也。胃属土,土为万物之母,故胃为一身之本,淡为五味之本。然则吐酸,岂为寒者欤?所以妄言为寒者,但谓多伤生硬粘滑,或伤冷物,而喜噫醋吞酸,故俗医主于温和脾胃,岂知《经》言:人之伤于寒也,则为病热。盖寒伤皮毛,则腠理闭密,阳气怫郁,不能通畅,则为热也。故伤寒身表热者,热在表也。宜以麻黄汤类甘辛热药发散,以使腠理开通,汗泄热退而愈也。凡内伤冷物者,或即阴胜阳,而为病寒者。或寒热相击,而致肠胃阳气怫郁而为热者;亦有内伤冷物而反病热,得大汗热泄曰凉而愈也,或微而不为他病,止为中酸②,俗谓之"醋心"是也。法宜温药③散之,亦犹解表之义,以使肠胃结滞开通,怫热散而和也。若久喜酸而不已,则不宜温之,宜以寒药下之,后以凉药调之,结散热去则气和也。所以中酸不宜食粘滑油腻者,是谓能令阳气壅塞,郁结不通畅也。如饮食在器,覆盖,热而自酸也。宜餐粝食④蔬菜,能令气之通利也。

『注释』

①冒昧：鲁莽轻率意。
②中酸：胃中泛酸。
③温药：原作"湿药"，据千顷堂石印本《刘河间伤寒三书》改。
④粝食：粗米饭食。

『原文』

暴注：卒暴注泄①也。肠胃热甚而传化失常，火性疾速，故如是也。
下迫：后重里急，窘迫②急痛也，火性急速而能燥物故也。

『注释』

①卒暴注泄：急促下泻。卒，通"猝"，急促。
②窘迫：急迫困难。

『原文』

转筋：《经》云：转①，反戾②也。热气燥烁于筋，则挛瘛③而痛，火主燔④灼，燥动故也。或以为寒客于筋者，误也。盖寒虽主于收引，然止为厥逆禁固，屈伸不便，安得为转筋也！所谓转者，动也，阳动阴静，热证明矣。夫转筋者，多因热甚，霍乱吐泻所致。以脾胃土衰，则肝木自甚，而热燥于筋，故转筋也。大法渴则为热。凡霍乱转筋而不渴者，未之有也。或不因吐泻，但外冒于寒，而腠理闭密，阳气郁结⑤，怫热内作，热燥于筋，则转筋也。故诸转筋以汤渍⑥之，而使腠理开泄，阳气散则愈也。因汤渍而愈，故俗反疑为寒也。

『注释』

①转：摇动。
②反戾：指身体反折，痉挛抽掣的症状。
③挛瘛：筋脉痉挛。
④燔：烧、烤。
⑤结：原脱，据千顷堂《刘河间伤寒三书》补。
⑥汤渍：用热水浸泡。

『按语』

"以脾胃土衰,则肝木自甚,而热燥于筋",系指脾胃土衰,不能生金,故金衰则不能制木,致使木气自甚;木能生火,木甚则生火也甚,故使热燥于筋,转筋也。

『原文』

小便混浊:天气热则水混浊,寒则清洁,水体清而火体浊故也。又如清水为汤,则自然浊也。

腹胀大,鼓之如鼓:气为阳,阳为热,气甚则如是也。

痈:浅而大也。经曰:热胜血,则为痈脓也。

疽:深而恶也。

疡:有头小疮也。

疹:浮小瘾疹也。

瘤气[①]、**赤瘤**[②]、**丹熛**[③]:热胜气也,火之色也。

结核[④]:火气热甚则郁结,坚硬如果中核,不必溃发,但令热气散则自消矣。

『注释』

①瘤气:指体表赘生物。多因痰聚、血瘀随气流注而成,故称瘤气。

②赤瘤:又名"丹瘤",因血热而结成的赤色赘生物。

③丹熛(biāo 标):即丹毒。

④结核:指生于皮里膜外,大小不同的结节。其体坚硬如果核,皮肤不红不肿,多生于颈项、下颌、腋窝、腹股沟及妇女乳房等部位。

『原文』

吐下霍乱:三焦为水谷传化之道路,热气甚则传化失常,而吐泻霍乱,火性燥动故也。或云热无吐泻,止是停寒者,误也。大法吐泻烦渴为热,不渴为寒;或热吐泻,始得之,亦有不渴者;若不止则亡液,而后必渴。或寒本不渴,若亡津液过多,则亦燥而渴也。但寒者脉当沉细而迟,热者脉当实大而数。或损气亡液过极,则脉亦不能实数,而反弱缓,虽尔,亦为热矣。

又曰:泻白[①]为寒,青、黄、红、赤、黑,皆为热也。盖泻白者,肺之色也。由寒水甚而制火,不能平金,则肺金自甚,故色白也。如浊水凝冰,则自然清莹而明白。

『注释』

①泻白：指泻下之物色白。

『原文』

利①色②青者，肝木之色也，由火甚制金，不能平木，则肝木③自甚，故色青也。或言利色青为寒者，误也。仲景法曰：少阴病下利清水，色纯青者，热在里也，大承气汤下之。及夫小儿热甚急惊，利色多青，为热明矣。

『注释』

①利："痢"的古字。
②色：原作"也"，据千顷堂《刘河间伤寒三书》改。
③肝木：原作"木肝"，据千顷堂《刘河间伤寒三书》改。

『原文』

利色黄①者，由火甚则水必衰，而脾土自旺，故色黄也。利色红为热者，心火之色也；或赤者，热深甚也。至若利色黑，亦言为热者，由火热过极，则反兼水化制之，故色黑也，如伤寒阳明病，热极则日晡潮热，甚则不识人，循衣摸床，独语如见鬼状，法当大承气汤下之。大便不黑者易治，黑者难治，诸痢同法。

『注释』

①利色黄：指下痢物颜色黄。

『原文』

然辨痢色以明寒热者，更当审其饮食药物之色。如小儿病热，吐利霍乱，其乳未及消化，而痢尚白者，不可便言为寒，当以脉证别之。大法泻痢小便清白不涩为寒，赤涩①者为热。又完谷不化而色不变，吐利腥秽，澄澈清冷，小便清白不涩，身凉不渴，脉迟细而微者，寒证也；谷虽不化，而色变非白，烦渴小便赤黄，而或涩者，热证也。凡谷消化者，无问色及他证，便为热也。寒泻而谷消化者，未之有也。由寒则不能消化谷也。或火主疾速而热甚，则传化失常，谷不能化而飧泄者，亦有之矣。仲景曰，邪热不杀谷。然热得于湿，则飧泄也。或言下痢白为寒，误也。若果②为寒，则不能消谷，何由反化为脓也？所谓下痢，谷反为脓血，如世之谷肉果菜，湿热甚，则自然腐烂溃发，化为污水。故食于腹中，感人湿热邪气，则自然溃发，化为脓血也，其热为赤，热属心火故也。

『注释』

①涩：原作"色"，据千顷堂《刘河间伤寒三书》改。
②若果：如果。

『原文』

其湿为黄①，湿属脾土故也。燥郁为白，属肺金也。《经》曰：诸气膹郁，皆属于肺。谓燥金之化也。王冰曰：郁，谓奔迫，气之为用，金气用之。然诸泻痢皆兼于湿，今反言气燥者，谓湿热甚于肠胃之内，而肠胃怫热郁结，而又湿主乎痞，以致气液不得宣通，因以成肠胃之燥，使烦渴不止也。假如下痢赤白，俗言寒热相兼，其说犹误。岂知水火阴阳寒热者，犹权衡也，一高则必一下，一盛则必一衰，岂能寒热俱甚于肠胃，而同为痢乎？如热生疮疡，而出白脓者，岂可以白为寒欤？由其在皮肤之分，属肺金，故色白也；次在血脉之分，属心火，故为血疖也；在肌肉，属脾土，故作黄脓；在筋部，属肝木，故其脓色带苍；深至骨，属肾水，故紫黑血出也。各随五脏之部而见五色，是谓标也；本则一出于热，但分浅深而已。

『注释』

①其湿为黄：湿属脾土，土于五色为黄。

『原文』

大法下迫窘痛，后重里急，小便赤涩，皆属燥热，而下痢白者，必多有之，然则为热明矣。或曰：痢既为热病，何故服辛热之药，亦有愈者耶？盖辛热之药，能开发肠胃郁结，使气液宣通，流湿润燥，气和而已。然病微者可愈，甚者郁结不开，其病转加而死矣。凡治热甚吐泻亦然。夫治诸痢者，莫若以辛苦寒药治之，或微加辛热佐之则可。盖辛热能发散开通郁结，苦能燥湿，寒能胜热，使气宣平而已。如钱氏香连丸①之类是也。故治诸痢者，黄连、黄柏为君，以其至苦大寒，正主湿热之病。乃若世传辛热金石毒药，治诸吐泻下利，或有愈者，以其善开郁结故也。然虽亦有验者，或不中效，反更加害。凡用大毒之药必是善药②不能取效，不得已而用之可也，幸有善药，虽不能取效，但有益而无损者，何必用大毒之药，而谩劳巇崄③也。《经》曰：宁小与其大，宁善与其毒④，此之谓也。

『注释』

①钱氏香连丸：宋代医家钱乙香连丸，由黄连、木香组成。主治热痢，下痢赤白，腹痛，里急后重等。

②善药：良药或毒性微小的药物。

③谩（mán 蛮）劳：欺骗，蒙蔽。　　巇（xī 西）崄：险恶。崄，"险"的异体字。

④宁小与其大，宁善与其毒：病有新久之别，方剂有大小之分，药物有有毒无毒之性。《素问·五常政大论》说："大毒治病，十去其六，常毒治病，十去其七，小毒治病，十去其八，无毒治病，十去其九，谷肉果菜，食养尽之，无使过之，伤其正也。"王冰说："大毒之性烈，其为伤也多，小毒之性和，其为伤也少。"相对有毒、对人体有副作用毒药物来讲，无毒、无副作用毒药物为善药。因此说，与其用大毒的药物，我们宁可用小毒者；与其用有毒毒药物，我们宁可用无毒的善药。

『按语』

刘完素认为原则上只要下痢有下迫窘痛，后重里急，小便赤涩者，皆属燥热，而痢色见白者是常见的，是肠胃燥郁所见，并不是色白为寒。

『原文』

至如带下①之理，犹诸痢也，但分经络与标之殊，病之本气则一②。举世皆言白带下为寒者，误矣。所谓带下者，任脉之病也。《经》曰：任脉者，起于中极之下，以上毛际，循腹里，上关元，至咽喉，上颐，循面入目注舌。任脉自胞上过带脉，贯脐而上。然其病所发，正在过带脉之分，而淋沥以下，故曰带下也。赤白与下痢义同，而无寒者也。大法头目昏眩，口苦舌干，咽嗌不利，小便赤涩，大便秘滞，脉实而数者，皆热证也。凡带下者，亦多有之。果为病寒，岂能若此？《经》曰：亢则害，承乃制。谓亢过极，则反兼胜己之化，制其甚也。如以火炼金，热极则反为水。又如六月热极，则物反出液而湿润，林木流津。故肝热甚则出泣，心热甚则出汗。脾热甚则出涎，肺热甚则出涕，肾热甚则出唾。亦犹煎汤，热甚则沸溢，及热气熏蒸于物，而生津者也。故下部任脉湿热甚者，津液涌溢而为带下也。且见俗医治白带下者，但根据近世方论，而用辛热之药。病之微者，虽或误中，能令郁结开通，气液宣行，流湿润燥，热散气和而愈。其或势甚而郁结不能开通者，旧病转加，热证新起，以至于死，终无所悟。曷若^③以辛苦寒药，按法治之，使微者、甚者，皆得郁结开通，湿去燥除，热散气和而愈。无不中其病，而免加其害。且如一切怫热郁结者，不必止^④以辛甘热药能开发也，如石膏、滑石、甘草、葱、豉之类寒药，皆能开发郁结。以其本热，故得寒则散也。

『注释』

①带下：指妇女从阴道流出的一种黏性物。历代医家根据带下颜色的不同，称之为"白带"、"赤带"、"赤白带"、"青带"、"黑带"等。

②病之本气则一：病之症状、表现为标，病的原因为本。人体三阴三阳之气皆由天之六气所化，所以天之六气为本，三阴三阳为标，人体带下之理，犹诸痢一样，虽分经络与标之各式各样，但病之本气则一，皆是燥热本气为患。

③曷若：何如，不如。用反问的语气表示不如。唐代柳宗元《刘叟传》："是故事至而后求，曷若未至而先备。"

④止：仅，只。五代大愚《乞荆浩画》诗："不求千涧水，止要两株松。"

『原文』

夫辛甘热药，皆能发散者，以力强开冲也。然发之不开者，病热转加也。如桂枝、麻黄类辛甘热药，攻表不中病者，其热转甚也。是故善用之者，须加寒药，不然^①，则恐热甚发黄，惊狂或出矣。如表热当发汗者，用辛甘热药，苟不中其病，尚能加害，况里热郁结，不当发汗，而误以热药发之不开者乎？

又如伤寒表热怫郁，燥而无汗，发令汗出者，非谓辛甘热药属阳，能令汗出也，由怫热郁结开通，则热蒸而自汗出也。不然，则平人表无怫热者服之，安有如斯汗出也？其或伤寒日深，表热入里，而误以辛甘热药汗之者，不惟汗不能出，而又热病转加，古人以为当死者也。

又如表热服石膏、知母、甘草、滑石、葱、豉之类寒药，汗出而解者；及热病半在表，半在里，服小柴胡汤寒药，能令汗出而愈者；热甚服大柴胡汤下之，更甚者，小承气汤、调胃承气汤、大承气汤下之。发黄者，茵陈蒿汤下之；结胸者，陷胸汤、丸下之。此皆大寒之利药也，反能中病，以令汗出而愈。然而中外怫热郁结，燥而无汗，岂但由辛甘热药为阳，而能开发汗出也。况或病微者，不治自然作汗而愈者也。所以能令作汗之由者，但怫热郁结，复得开通，则热蒸而作汗也！凡治上下中外一切怫热郁结者，法当仿此。随其浅深，察其微甚，适其所宜而治之。慎不可悉如发表，但以辛甘热药而已。

大抵人既有形，不能无病，有生不能无死。然而病者，当按法治之。其有病已危极，未能取效者，或已衰老而真气倾竭，不能扶救而死者，此则非医者之过也。若阴阳不审，标本不明，误投汤药，实实虚虚而致死者，谁之过欤！且如酒之味苦而性热，能养心火，久饮之则肠胃怫热郁结，而气液不能宣通，令人心腹痞满，不能多食，谷气内发，而不能宣通于肠胃之外，故喜噫②而或下气③也。腹空水谷衰少，则阳气自甚，而又咳④嗽劳动，兼汤渍⑤之，则阳气转甚，故多呕而或昏眩也，俗云酒隔病⑥耳。夫表里怫热郁结者，得暖则稍得开通而愈，得寒则转闭而病加，由是喜暖而恶寒！今酒隔者，若饮冷酒，或酒不佳，或不喜而强饮者，肠胃郁结转闭，而满闷不能下也。或至饮兴者，或热饮醇酒者，或喜饮者，能令郁结开通，善多饮也，因而过醉，则阳气益甚而阴气转衰，酒力散，则郁结转甚而病加矣。夫中酒热毒，反热饮以复投者，令郁结得开，而气液皆复得宣通也。

『注释』

①然：原"热"，据千顷堂《刘河间伤寒三书》改。

②噫：饱食或积食后，胃中气体从口出并发出声音。《医宗金鉴·张仲景〈金匮要略·五藏风寒积聚病〉》："三焦竭部，上焦竭，善噫，何谓也？"集注引程林曰："上焦胃上口也，中焦脾也，脾善噫，脾不和，则食息迫逆于胃口而为噫也。"

③下气：指肠道中气体从肛门排出。

④咳：原为"洗"，据千顷堂《刘河间伤寒三书》改。

⑤汤渍：用热水渍熨患处以散寒止痛。《史记·扁鹊仓公列传》："疾之居腠理也，汤熨之所及也。"

⑥酒隔病：由于嗜酒过度，胃肠积热，郁结不同，形成的脘腹或胸膈痞满，不能多食，喜呕吐，甚则吞咽困难的病证。《普济本事方》："朱彦真，病酒隔，呕逆不食，每日惟饮热酒一二觚，少顷即作酸呕出，膈间大痛，杂治经年不效。"

『原文』

凡酒病者，必须续续饮之，不然则病重，不能饮，郁结不得开故也。凡郁结甚者，转恶寒而喜暖，所谓亢则害，承乃制，而阳极反似阴者也！俗未明之，因而妄谓寒病，误以热药攻之，或微者郁结开通而不再结，气和而愈也；甚者稍得开通，而药力尽则郁结转甚也。其减即微，其加即甚。俗无悟，但云药至即稍减，药去即病加，惟恨药小，未能痊除，因而志心①服之，以至怫热太甚，则中满腹胀而旗肿也。若小便涩而湿热内甚者，故发黄也，犹物湿热者，蒸之而发黄也。世俗多用巴豆大毒热药，以治酒隔者，以其辛热能开发肠胃之郁结也。微者结散而愈，甚者郁结不开，怫热转甚而病加也。恨其满闷故多服以利之，或得郁结开通而愈者，以其大毒性热，然虽郁结得开，奈亡血液，损其阴气，故或续后怫热再结，而病转者甚也。因思得利时愈，而复利之，如前之说，以利三五次间，则阴气衰残，阳热太甚，而大小便赤涩发黄，腹胀肿满也。或湿热内甚，而时复濡泄②也。或但伤饮食，而怫热郁结，亦如酒病，转成水肿者不为少矣。终不知怫热内作则脉必沉数而实，法当辛苦寒药治之，结散热退，气和而已。或热甚郁结不能开通者，法当辛苦寒药下之，热退结散而无郁结也。所谓结者，怫郁而气液不能宣通也，非谓大便之结硬耳。

『注释』

①志心：专心，诚心。《六祖坛经·般若品》："志心谛听，吾为汝说。"
②濡泄：指一般水泻。《素问·六元正纪大论》："寒胜则浮，湿胜则濡泄。"王冰注："濡泄，水利也。"

『原文』

或云水肿者，由脾土衰虚，而不能制其肾水，则水气妄行，而脾主四肢，故水气游走四肢，身面俱肿者，似是而实非也。夫治水肿腹胀，以辛苦寒药为君，而大利其大小便也。《经》曰：中满者治之于内①。然则岂为脾土之虚也？此说正与《素问》相反②。《经》曰：诸湿肿满，皆属脾土。又云：太阴所主胕肿。又云：湿胜则濡泄，甚则水闭胕肿。皆所谓太阴脾土湿气之实甚也。又《经》曰：诸腹胀大，皆属于热。又云：诸病胕肿，疼酸惊骇，皆属于火。又曰：热胜则胕肿。皆所谓心火实热，而安得言脾虚不能制肾水之实甚乎？故诸水肿者，湿热之相兼也。如六月湿热太甚，而庶物隆盛，水肿之象，明可见矣。故古人制以辛苦寒药治之，盖以辛散结，而苦燥湿，以寒除热，而随其利，湿去结散，热退气和而已。所以妄谓脾虚不能制其肾水者，但谓③数下致之，又多水液故也。岂知巴豆热毒，耗损肾水阳气，则心火及脾土自甚④，湿热相搏，则怫热痞隔，小便不利而水肿也。更宜下之者，以其辛苦寒药，能除湿热怫郁痞隔故也。亦由伤寒下之太早，而热入以成结胸者，更宜陷胸汤、丸寒药下之。又如伤寒误用巴豆热毒下之，而热势转甚，更宜调胃承气汤寒药下之者也。若夫世传银粉之药，以治水肿而愈者，以其善开怫郁痞隔故也，慎不可过度而加害尔！况银粉亦能伤牙齿者，谓毒气感于肠胃，而精神气血水谷不⑤能胜其毒，故毒气循经上行，而至齿龈嫩薄之分⑥，则为害也。上下齿缝者，手足阳明胃之经也。凡用此药，先当固济⑦尔！或云阴水遍身，而又恶寒，止是寒者，非也。《经》言：少阴所至为惊惑，恶寒战栗，悲笑谵妄。谓少阴君火热气之至也。详见下文恶寒战栗论中。

『注释』

①中满者治之于内：出《素问·阴阳应象大论》。原为"中满者泻之于内"，系指对中满病证应采取通泻或消导的方法治疗。

②然则……相反：然则：连词，表示连贯关系，犹言"如此，那么"或"那么"。岂：难道。本句意为那么难道是脾土之虚吗？若此正与《素问》相反。

③但谓：只说。

④则心火及脾土自甚：肾水受损，不能正常克制心火，导致心火自甚，火土相生，导致心火及脾土自甚，湿热相搏。

⑤不：原无，据千顷堂《刘河间伤寒三书》补。

⑥分：分际，部分。

⑦固济：黏结之意，引申为固护正气，强壮身体。

『原文』

瞀①：昏也，热气甚则浊乱昏昧②也。

『注释』

①瞀：闷，晕厥。
②昏昧：失去知觉，昏沉。

『原文』

郁：怫郁也。结滞壅塞而气不通畅，所谓热甚则腠理闭密而郁结也。如火炼物，热极相合，而不能相离，故热郁则闭塞而不通畅也。然寒水主于闭藏，而今反属热者，谓火热亢极，则反兼水化制之故也。

肿胀：热胜于内，则气郁而为肿也。阳热气甚，则腹胀也。火主长而茂，形貌显彰，升明、舒荣，皆肿胀之象也。

鼻窒：窒，塞也；火主䐜䐜肿胀，故热客阳明，而鼻中䐜胀则窒塞也。或谓寒主闭藏，妄以鼻窒为寒者，误也。盖阳气甚于上，而侧卧则上窍通利而下窍闭塞者，谓阳明之脉左右相交，而左脉注于右窍，右脉注于左窍，故风热郁结，病偏于左，则右窍反塞之类①也。俗不知阳明之脉左右相交，注于鼻孔，但见侧卧则上窍通利，下窍窒塞，反疑为寒尔。所以否泰②之道者，象其肺金之盈缩③也。

『注释』

①类：原缺，据千顷堂《刘河间伤寒三书》加。
②否泰：《易》的两个卦名。天地交，万物通谓之"泰"；不交闭塞谓之"否"。"泰"字原缺，据千顷堂《刘河间伤寒三书》加。
③盈缩：有余与不足。

『原文』

鼽者，鼻出清涕也：夫五行之理，微则当其本化①，甚则兼有鬼贼②。故《经》曰："亢则害，承乃制"也。《易》曰：燥万物者，莫熯③乎火。以火炼金，热极而反化为水，及身热极，则反汗出也；水体柔顺，而寒极则反冰如地也。土主湿阴云雨而安静，土湿过极，则反为骤注，烈风，雨淫溃也。木主温和而生荣，风大则反凉而毁折也。金主清凉，秋凉极而万物反燥也。皆所谓过极则反兼鬼贼之化，制其甚也。由是肝热甚则出泣，心热甚则出汗，脾热甚则出涎，肺热甚则出涕，肾热甚则出唾也。《经》曰：鼻热者，出浊涕。凡痰、涎、涕、唾稠浊者，火热极甚，销烁致之然也。或言鼽为肺寒者，误也。彼但见鼽、嚏、鼻窒，冒寒则甚，遂以为然。岂知寒伤皮毛，则腠理闭密，热极怫郁，而病愈甚也。

『注释』

①本化：指六气按自己的属性呈现变化。
②鬼贼：指五行生克中"克我"的一方。
③熯（hàn 汉）：烘烤，暴晒。

『原文』

衄①者，阳热怫郁，干于足阳明，而上热甚，则血妄行为鼻衄也。

『注释』

①衄：鼻出血。

『原文』

血溢①者，上出也。心养于血，故热甚则血有余而妄行。或谓呕吐紫凝血为寒者，误也。此非冷凝，由热甚销烁以为稠浊，而热甚则水化制之，故赤兼黑②而为紫也。

『注释』

①血溢：泛指人体上部七窍血液外溢。王冰："血溢，谓血上出于七窍也。"本文侧重讲吐血。
②黑：木火土金水五行，配五色青赤黄白黑，热甚水化制之，则兼见赤黑。

『原文』

血泄：热客下焦。而大小便血也。
淋：小便涩痛也。热客膀胱，郁结不能渗泄故也。或曰，小便涩而不通者为热，遗尿不禁者为冷。岂知热甚客于肾部，干于足厥阴之经，廷孔①郁结极甚，而气血不能宣通，则痿痹②，而神无所用③，故液渗入膀胱，而旋④溺遗失，不能收禁也。《经》曰：目得血而能视，耳得血而能听，手得血而能摄，掌得血而能握，足得血而能步，脏得血而能液，腑得血而能气。夫血随气运，气血宣行，则其中神自清利，而应机能为用矣。又曰：血气者人之神，不可不谨养也。故诸所运用，时习之则气血通利，而能为用；闭塞之则气血行微，而其道不得通利，故劣弱⑤

也。若病热极甚则郁结，而气血不能宣通，神无所用，而不遂其机，随其郁结之微甚，有不用之大小焉。是故目郁则不能视色，耳郁则不能听声，鼻郁则不能闻香臭，舌郁则不能知味，至如筋痿骨痹，诸所出不能为用，皆热甚郁结之所致也。故仲景论少阴病热极曰："溲便遗失，狂言，目反直视者，肾先绝也。"《灵枢经》曰：肾主二阴⑥。然水衰虚而怫热客其部分，二阴郁结则痿痹，而神无所用，故溲便遗失，而不能禁止，然则热证明矣。是故世传方论，虽曰冷淋，复用榆皮、黄芩、蓄麦、茯苓、通草、鸡苏、郁李仁、栀子之类寒药治之而已。其说虽妄，其方乃是，由不明气运变化之机。宜乎认是而为非也。或谓患淋而服茴香、益智、滑石、醇酒温药而愈者，然则非冷欤？殊不知此皆利小便之要药也。盖醇酒、益智之性虽热，而茴香之性温，滑石之性寒，所以能开发郁结，使气液宣通，热散而愈也。

『注释』

①廷孔：指女性尿道口。此处泛指男女尿道口。
②痿痹：肢体不能动作或丧失感觉。
③神无所用：指不受精神支配。
④旋：不久。
⑤劣弱：衰弱。
⑥《灵枢经》曰：肾主二阴：《灵枢经》无"肾主二阴"之说。应为《素问》："肾，开窍于二阴。"

『原文』

閟①：俗作秘，大便涩滞也。热耗其液，则粪坚结，而大肠燥涩紧敛故也。谓之风热结者，谓火甚制金不能平木，则肝木自旺故也。或大便溏而閟者，燥热在于肠胃之外，而湿热在内故也。义同泄痢后重之义，见"下迫"论中。

『注释』

①閟（bì 闭）：大便干涩不利。

『原文』

身热恶寒：此热在表也。邪热在表而浅，邪畏其正，故病热而反恶寒也。或言恶寒为寒在表，或言身热恶寒为热在皮肤，寒在骨髓者，皆误也。仲景法曰：

"无阳病寒，不可发汗。"又言："身热恶寒，麻黄汤汗之。汗泄热去，身凉即愈。"然则岂有寒者欤？又如热生①壅肿疮疡而恶寒者，亦由邪热在于表也。虽尔，不可汗之。故仲景曰：患疮者汗之则作痓，大法烦躁多渴，欲寒恶热，为病热也。亦有亢则害，承乃制之②，则病热甚而反觉其冷者也。虽觉其冷，而病为热③。实非寒也。其病热郁甚，而反恶寒，得寒转甚，而得④暖少愈者，谓暖则腠理疏通，而阳气得散，怫热少退，故少愈也。其寒则腠理闭密，阳气怫郁，而热转甚，故病加尔。上下中外，周身皆然。俗因之妄谓寒病，误以热药投之，为害多矣。假令或因热药以使怫热稍散而少愈者，药力尽则病反甚也。其减则微，其加则甚。俗无所悟，但云服之而获效，力尽而病加，因而加志⑤服之，由是诸热病皆生矣。

『注释』

①生：原缺，据千顷堂《刘河间伤寒三书》补。
②之：原缺，据千顷堂《刘河间伤寒三书》补。
③虽觉其冷，而病为热：原缺，据千顷堂《刘河间伤寒三书》补。
④得寒转甚，而得：原缺，据千顷堂《刘河间伤寒三书》补。
⑤志：专心，诚心。

『原文』

阳热发则郁甚于上，故多目昏眩，耳聋鸣，上壅癫疾①。上热甚而下热微，俗辈复云肾水衰弱，不能制心火，妄云虚热也。抑②不知养水泻火，则宜以寒，反以热药欲养肾水，而令胜退心火，因而成祸不为少矣。可不慎欤？

『注释』

①癫疾：指人体头部疾患。癫当作"巅"，指人头顶。
②抑：副词，难道。

『原文』

战栗：动摇，火之象也。阳动阴静，而水火相反，故厥逆禁固①，屈伸不便，为病寒也。栗者，寒冷也。或言寒战为脾寒者，未明变化之道也。此由心火热甚，亢极而战，反兼水化制之，故寒栗也。然寒栗者，由火甚似水，实非兼有寒气也。

故以大承气汤下之，多有燥粪，下后热退，则战栗愈矣。或平人冒极寒而战栗者，由寒主闭藏，而阳气不能散越，则怫热内作故也。如冬寒而地中反暖也。

『注释』

①厥逆：中医学病证名，指手足厥冷。《伤寒论·辨少阴病脉证并治》："少阴病，下利清谷，里寒外热，手足厥逆，脉微欲绝。" 禁固：指关节屈伸不灵活。

『原文』

或云：冬，阳在内而阴在外，地上寒而地中暖，夏则反此者，乃真理也。假令冬至为地阴极，而生阳上升，至夏则阳在上而阴在地中者，当地上热而地中寒可也。奈何夏至为天阳极，而生阴下降，至冬则入地反暖，地上反寒欤！或曰：冬后阳升而出，则阴降而入，夏后阳降而入，则阴升而出者，乃妄意也，如冬至子正①一阳升，而得其复䷗②（《易》地雷复卦），至于巳③则阴绝，而六阳备，是故得其纯乾䷀④（八纯乾）；夏至午正⑤则一阴生⑥，而得垢䷫（天风垢），至于亥则阳绝，而六阴备，是故得其纯坤䷁⑦（八纯坤），至于冬至则阳复⑧也。然子后面南⑨，午后面北⑩，视卦之爻，则子后阳升，午后阴降明矣。安得反言冬后阴降，而夏后阳降耶？所谓四时天气者，皆随运气之兴衰也。然岁中五运之气者，风、暑、燥、湿、寒各主七十三日五刻，合为期岁也。岁中六部之主位者，自大寒至春分属木，故温和而多风也；春分至小满属君火，故暄暖也。小满至大暑属相火，故炎热也；大暑至秋分属土，故多湿阴云雨也；秋分至小雪属金，故凉而物燥也；小雪至大寒属水，故寒冷也。然则岂由阴阳升降于地之内外乎？其⑪地中寒燠⑫者，《经》言：火热主于出行，寒水主于闭藏。故天气热，则地气通泄而出行，故地中寒也，犹人汗出之后体凉；天气寒则地凝冻而闭塞，气难通泄，故怫郁而地中暖也。

『注释』

①冬至子正：冬至子时的正中点。
②而得其复䷗：由六爻皆阴的坤卦，生一阳爻，变为初爻为阳，其余五爻皆阴的复卦。
③至于巳：到了巳时。
④六阳……纯乾䷀：成为六个阳爻，得其纯乾卦。
⑤夏至午正：夏至午时的正中点。

⑥一阴生：出现一阴爻。

⑦至于……纯坤☷：到了亥时阳爻已绝，而呈六阴爻，故得到纯坤卦。

⑧冬至则阳复：冬至时阳爻复生，阳气复生。

⑨子后面南：站在子时观察卦象要面向南（上）。

⑩午后面北：站在午时观察卦象要面向北（下）。

⑪阴阳升降于地之内外乎？其：其中"升降于""外乎？其"，原缺，据千顷堂《刘河间伤寒三书》补。

⑫燠（yù预）：暖，热。

『原文』

《经》言：人之伤于寒也，则为病热。又如水本寒，寒极则水冰如地，而冰下之水反不寒也，冰厚则水温，即闭藏之道也。或大雪加冰，闭藏之甚，则水大温，而鱼乃死矣，故子正一阳生，而至于正月寅，则三阳生，而得其泰☰☷（地天泰）。泰者，通利而非否塞也。午后一阴生，而至于七月申①，则三阴生，而得否☷☰（天地否）。否者，否塞而非通泰也，然而否极则泰，泰极则否。故六月泰极，则地中至寒；十二月否极，则地中至暖。然则地中寒燠，明可见焉。故知人之冒于寒，而内为热者，亦有之矣。或问曰：人冬阳在内而热，夏阴在内而寒者，何也？答曰：俗已误之久矣！

夫一身之气，皆随四时五运六气兴衰，而无相反矣。适其脉候，明可知也。如夏月心火生而热，则其脉滑数洪大而长，烦热多渴，岂为寒也？余候皆然。或平人极恐而战栗者，由恐为肾志，其志过度，则劳伤本脏，故恐则伤肾，肾水衰则心火自甚，而为战栗也。又如酒苦性热，养于心火，故饮之过多，则心火热甚，而为战栗。俗谓之酒禁②也。《经》曰：阳并于阴，阴则实而阳明虚，阳虚而寒慄而鼓颔也。注曰：阳并于阴，言阳气入于阴分也。阳明胃脉也，故不足则恶寒战而鼓颔振动也。然阳明经络在表，而主于肌肉，而气并于里，故言阳明虚也。又《经》曰：夫疟之始发也，阳气并于阴，当是时阳虚阴实，而外无阳气，故先寒慄也。阴气逆极，则阳复出之，阳与阴复并于外，则阴虚而阳实，故先热而渴。然阴气逆极，则复出之阳者，是言阳为表，而里③为阴也。其气复出，而并之于表，非谓阴寒④之气出之为表，而反为阳热也。又《经》曰：夫疟气者，并于阳则阳胜，并于阴则阴胜。阴胜则寒，阳胜则热。然气并于阳而在于表，故言阳胜；气并于阴而在于里，故言阴胜，此乃表里阴阳之虚实，非寒热阴阳之胜负，但阳气之出入耳。如伤寒病日深，表证已罢，而热入于里，若欲作大汗，则阳气必须出之于外，郁极乃发，而阳热大作于里，亢则害，承乃制，故为战栗；而后阳气出之于表，则蒸热作而腠⁵理开，大汗泄而病气已矣！或战栗无汗而愈者，必⁶因发汗吐下亡津液过多，则不能作汗，但热退气⁷和而愈。或不战栗而汗解者，虽因日深表热不罢⁸，内外俱热，阳不并阴，而外气不衰，里无亢极，故无⁹害承乃制，则无战栗也。或不战栗而亦无汗愈者，阳不并阴而气液虚损故也，故诸战栗者，表之阳气与邪热并甚于里，热极而水化制之，故寒栗也。虽尔，为热极于里，乃火极而似水化也！

『注释』

①申：原为"中"，据千顷堂《刘河间伤寒三书》改。
②酒噤：指牙关发紧，上下齿相叩击，同时全身发抖的一种冷感的表现，多为饮酒过量，内有郁热所致，俗称酒噤。噤，同"噤"。
③里：原为"反"，据千顷堂《刘河间伤寒三书》改。
④寒：原"并"，据千顷堂《刘河间伤寒三书》改。
⑤而腠：原缺，据千顷堂《刘河间伤寒三书》补。
⑥者，必：原缺，据千顷堂《刘河间伤寒三书》补。
⑦但热退气：原缺，据千顷堂《刘河间伤寒三书》补。
⑧深表热不罢：原缺，据千顷堂《刘河间伤寒三书》补。
⑨亢极，故无：原缺，据千顷堂《刘河间伤寒三书》补。

『原文』

惊：心卒动而不宁也。火主于动，故心火热甚也。虽尔，止为热极于里，乃火极似水则喜惊也。反兼肾水之恐者，亢则害承乃制故也。所谓恐则喜惊者，恐则伤肾而水衰，心火自甚，故喜惊也。

惑：疑惑①，犹豫②，浊乱③，而志不一也。象火参差④而惑乱⑤。故火实则水衰，失志而惑乱也。志者，肾水之神也。

『注释』

①疑惑：疑虑不安。
②犹豫：迟疑不决。
③浊乱：混乱。

④参差：不齐貌。
⑤惑乱：迷乱，混乱。

『原文』

悲：金肺之志也。金本①燥，能令②燥者火也。心火主于热，喜痛，故悲痛苦恼者，心神烦热躁③乱，而非清净也。所以悲哭而五液俱出者，火热亢极，而反兼水化制之故也。夫五脏者，肝、心、脾、肺、肾也。五脏之志者，怒、喜、悲、思、恐也。悲，一作忧。若志过度则劳，劳则伤本脏。凡五志所伤皆热也。如六欲者，眼、耳、鼻、舌、身、意也。七情者，喜、怒、哀、惧、爱、恶、欲；一作好、爱、恶。肝之所伤，则皆属火热。所谓阳动阴静。故形神劳则躁不宁，静则清平也。是故上善若水，下愚如火。先圣曰：六欲七情，为道之患。属火故也。如中风偏枯者，由心火暴甚，而水衰不能制之，则火能克金，金不能克木，则肝木自甚，而兼于火热，则卒暴僵仆，多因五志七情过度，而卒病也。又如酒醉而热，则五志七情竞④起。故《经》曰：战栗，惊惑，悲笑，谵妄，歌唱，骂詈，癫狂，皆为热也。故热甚癫狂者，皆此证也。

『注释』

①本：原作"木"，据千顷堂《刘河间伤寒三书》改。
②令：使也。
③躁：原作"燥"，据千顷堂《刘河间伤寒三书》改。
④竞：争竞，角逐。

『原文』

笑：蕃茂①、鲜淑、舒荣②、彰显，火之化也。故喜为心火之志也。喜极而笑者，犹燔烁火喜③而鸣，笑之象也，故病笑者，火之甚也。或心本不喜，因侮戏④而笑者，俗谓之冷笑。由是违己心则喜笑⑤，涉⑥人非道而伐之，使惭然失志。或以轻手扰人颈、腋、腹、胁、股、腘、足、跗⑦，令人痒而笑者，由动乱扰挠，火之用也；静顺清谧，水之化也。皮肤彰显之分，属于火也，嫩薄隐藏之分，属于水也。以火用扰其水分，使人惭然失志而痒，则水衰火旺，而为笑也。以手自扰而不笑者，不羞不痒故也。然羞惭而痒者，心火之化也。人失信志则羞渐者，水衰火实故也。志与信者，肾水之化也⑧。但痒而不羞，羞而不痒，皆不能为笑者，化微不能⑨变动故也。

『注释』

①蕃茂：繁盛。
②舒荣：孳生蕃茂。唐代韦应物《县斋》诗："仲春时景好，草木渐舒荣。"
③喜：通"熙"，明亮，兴盛。
④侮戏：调笑戏弄，取笑别人。
⑤由是违己心则喜笑：原置"使惭然失志"后，据《古今医统正脉全书》改。喜：通"嘻"，指苦笑、强笑。
⑥涉：涉及，关连。
⑦跗：同"跗"，脚背。《医宗金鉴·正骨心法要旨·跗骨》："跗者，足背也。一名足跗，俗称脚面。"
⑧也：原缺，据千顷堂《刘河间伤寒三书》加。
⑨不能：原缺，据千顷堂《刘河间伤寒三书》加。

『原文』

谵：多言也，言为心声，犹火燔而鸣，故心火热则多言①，犹醉而心热，故多言也。或寐而多言者，俗云睡语②，热之微也。若热甚则虽睡寤，而神昏不清，则谵语也。自汗、惊悸、咬牙皆然。所谓寐则荣卫不能宣行于外，而气郁于内；是故里热发也。夫上善若水，下愚如火。故六欲七情，上善远之，而下愚迁之。其梦中喜、怒、哀、乐、好、恶、爱之七情，非分而过，其不可胜者，寐则内热郁甚故也。凡人梦者，乃俗云梦中之梦，离道愈远；梦之觉者，尚为道之梦也；故成道是为大觉③，则六欲七情，莫能干也。古人言，梦者神迷也。病热而能迁④七情者，水衰道远⑤故也。

『注释』

①热则多言：原缺，据千顷堂《刘河间伤寒三书》补。
②云睡语：原缺，据千顷堂《刘河间伤寒三书》补。
③大觉：大梦觉醒。道家比喻了悟大道。《庄子·齐物论》："且有大觉而后知此其大梦也。"
④迁：迁移；变化。
⑤水衰道远：指肾水衰少，心火燔灼，远离养生之道。

『原文』

妄：虚妄也，火为阳，故外清明而内浊昧。其主动乱，故心火热甚则肾水衰，而志不精一。虚妄见闻，而自为问答，则神志失常，如见鬼神也。或以鬼神为阴，而见之则为阴极脱阳，而无阳气者，妄意之言也。

衄蔑血汗[①]：血出也。汗者浊也。心火热极则血有余，热气上甚，则为血溢，热势亢极，则燥而汗浊，害承乃制，则色兼黑而为紫也[②]。

『注释』

①衄：泛指人体器官或部位出血。　蔑（miè 灭）：污血。　血汗：汗出如血。唐容川："胃火亢甚，亦能汗血。以胃主肌肉，热蒸肌肉，故令汗血。"（《血证论》卷三）。

②害承乃制，则色兼黑而为紫也：系心火热极，亢而为害，肾水承而制之，肾水承起则兼有肾水之化，心火色红，肾水色黑，相兼而为紫也。

湿　类

诸痓[①]强直，积饮[②]，痞隔中满[③]，霍乱[④]吐下，体重，胕肿[⑤]肉如泥，按之不起，皆属于湿。（足太阴湿土乃脾胃之气也）

『注释』

①痓：手足搐搦，称痓挛。
②积饮：停留体内的水饮。
③痞：指胸腹内郁结成块的病。　隔：指胃肠阻滞、隔绝的病证。　中满：指脘腹胀满。
④霍乱：吐泻闷乱而发病急骤的病证。
⑤胕肿：浮肿。胕，同"肤"。

『原文』

诸痓强直：筋劲强直而不柔和也，土主安静故也。阴[①]痓，曰柔痓；阳痓，曰刚痓。亢则害承乃制,故湿过极②,则反兼风化制之。然兼化者虚象,而实非风也。

『注释』

①也。阴:原缺,据千顷堂《刘河间伤寒三书》补。
②极:原缺,据千顷堂《刘河间伤寒三书》补。

『原文』

积饮: 留饮积蓄而不散也,水得燥则消散,得湿则不①消,以为积饮也,土湿主否②故也。

痞: 与否同,不通泰也。谓精神荣卫、血气津液,出入流③行之纹理④闭塞而为痞也。

隔: 阻滞也,谓肠胃隔绝,而传化失其常也。

中满: 湿为积饮痞隔。而土主形体,位在中央,故中满也。

霍乱吐下: 湿为留饮痞隔⑤,而传化失常,故甚则霍乱吐泻也。

体重: 轻清为天,重浊为地,故土湿为病,则体重宜也⑥。

胕肿肉如泥,按之不起: 泥之象也。土过湿则为泥。湿⑦为病也,积饮、痞、隔、中满、霍乱吐下、体重,故甚则胕肿矣。

『注释』

①不:原缺,据千顷堂《刘河间伤寒三书》补。
②否:闭塞,阻隔不通。《盛世危言·吏治上》:"官司益多,否塞益甚。"
③流:原缺,据千顷堂《刘河间伤寒三书》补。
④纹理:指路径。
⑤痞隔:郁结,阻滞不通。
⑥宜:犹当然,应当。　也:原无,据千顷堂《刘河间伤寒三书》补。
⑦湿:原缺,据千顷堂《刘河间伤寒三书》补。

火　类

诸热瞀瘛①,暴喑②冒昧③,躁扰狂越,骂詈④,惊骇,胕肿疼酸⑤,气逆冲上,禁栗如丧神守，嚏，呕，疮，疡，喉痹，耳鸣耳聋，呕涌溢食不下，目昧不明。暴注，瞤瘛⑥，暴病暴死，皆属于火。（手少阳相火之热，乃心包络三焦之气也）

『注释』

①瞀瘛（mào chì 貌赤）：目晕眩痉挛。
②暴喑：突然喑哑。
③冒昧：头脑昏闷不爽，识物不清。
④詈：骂。
⑤疼酸：酸疼。
⑥瞤瘛：肌肉跳动。

『原文』

瞀：昏也。如酒醉而心火热甚，则神浊昧①而瞀昏也。

『注释』

①浊昧：神志不清，糊涂。

『原文』

瘛：动也。惕跳动瘛①，火之体也。

『注释』

①惕跳动瘛：惕，疾速。动，作也。快速颤动或动作式痉挛。

『原文』

暴喑：猝瘖①也，金肺主声，故五行惟金响。金应于乾，乾为天，天为阳，为健，为动；金本燥，为涸，为收，为敛②，为劲切，为刚洁。故诸能鸣者，无越此也。凡诸发语声者，由其形气之鼓击也，鼓击者，乃健动之用。所谓物寒则能鸣者，水实制火，火不克金也。其或火旺水衰，热乘金肺，而神浊气郁，则暴喑无声也。故《经》言内夺而厥，则为喑③俳④，此肾虚也。俳者，废也。

『注释』

①瘂：同"哑"。
②敛：原缺，据千顷堂《刘河间伤寒三书》补。
③喑：哑。
④俳：通"痱"，中风，偏瘫。

『原文』

冒昧：非触冒①，乃昏冒也。昧，昏暗也。气热则神浊冒昧②，火之体也。

『注释』

①触冒：触，接触。冒，以物自蒙而前也。
②神浊冒昧：神志昏蒙。

『原文』

躁扰：躁动烦热，扰乱而不宁，火之体也。热甚于外，则肢体躁扰，热甚于内，则神志躁动，返复癫狂，（一作癫倒），懊憹①烦心，不得眠也。或云②呕哕而为胃冷心烦疼者，非也。故烦心、心痛，腹空热生而发，得食热退而减也。或逆气动躁者，俗谓咽喉③，由水衰火旺，而犹火之动也。故心胸躁动，谓之怔忡，俗云心忪④，皆为热也。

『注释』

①懊憹：烦闷。
②云：原为"心"，据千顷堂《刘河间伤寒三书》改。
③咽（yè叶）喉：咽，同"噎"，即哽咽，逆气上攻咽喉作哽的病证。
④心忪（zhōng中）：心跳；惊恐。《玉篇·心部》："忪，心动不定，惊也。"

『原文』

狂越：狂者，狂乱而不正定也。越者，乖越礼法而失常也。夫外清而内浊，动乱参差，火之体也；静顺清朗，准则信平，水之体也。由是肾水主志，而水火相反。故心火旺则肾水衰，乃失志而狂越也。

或云：重阳者狂，重阴者癫，则①《素问》之说不同②也。《经》注曰：多喜为癫，多怒为狂。然喜为心志，故心热甚则多喜而为癫也；怒为肝志，火实制金，不能平木，故肝实则多怒而为狂也。况五志所发皆为热，故狂者五志间发，但怒多尔。

凡热于中，则多干③阳明胃经也。《经》曰：阳明之厥，则癫疾欲走，腹满不得卧，面赤而热，妄言。又曰：阳明病洒洒④振寒，善伸数欠，或恶⑤人与火，闻木音则惕然⑥而惊，心欲动，独闭户牖而处，欲上高而歌，弃衣而走，贲⑦响腹胀，骂詈⑧不避亲疏。

又《经》曰：热中消中⑨，皆富贵人也。今禁膏粱，是不合其心，禁芳草、石药，是病不愈。愿闻其说。岐伯曰：芳草之气美，石药之气悍。二者其气急疾坚劲，故非缓⑩心和人，不可服此二者。夫热气慓悍，药气亦然，二⑪者相遇，恐内伤脾。注曰：膏，谓油腻肥脂也。粱，粮米⑫也。芳草，谓芳美之味也。芳，香美也。悍，利也⑬。坚，固也⑭。劲，硬也。慓，疾也。盖服膏粱芳草石药，则热气坚劲⑮疾利，而为热中消中，发为癫狂之疾，夫岂癫为重⑯阴者欤！

『注释』

①则：连词，表递进，犹"而"。《荀子·君道》："人主不能不有游观、安燕之时，则不得不有疾病、物故之变焉。"

②不同：不相同。南朝刘勰《文心雕龙·定势》："所习不同，所务各异，言势殊也。"

③干：侵犯。原作"于"，据千顷堂《刘河间伤寒三书》改。

④洒洒：寒慄貌。《素问》："秋刺冬分病不已，令人洒洒时寒。"

⑤恶（wù）：讨厌，憎恨。

⑥惕然：惶恐貌。《说苑·尊贤》："诸侯举兵以伐齐，齐王闻之，惕然而恐。"

⑦贲：同"奔"。

⑧骂詈（lì 利）：骂，责备。《尚书·无逸》："小人怨汝詈汝。"

⑨热中：指内热。明代李时珍《本草纲目·草部·牵牛子》〔集解〕引李杲曰："况饮食失节，劳役所伤，是胃气不行，以火乘之，肠胃受火邪，名曰热中。" 消中：病名，即消渴。《素问·脉要精微论》："风成为寒热，瘅成为消中。"王冰注："消中之证，善食而瘦。"

⑩缓：原脱，据千顷堂《刘河间伤寒三书》补。

⑪二：原脱，据千顷堂《刘河间伤寒三书》补。

⑫米：原脱，据千顷堂《刘河间伤寒三书》补。
⑬悍，利也：原脱，据千顷堂《刘河间伤寒三书》补。
⑭坚，固也：原脱，据千顷堂《刘河间伤寒三书》补。
⑮气坚劲：原脱，据千顷堂《刘河间伤寒三书》补。
⑯夫岂癫为重：原脱，据千顷堂《刘河间伤寒三书》补。

『原文』

骂詈：言为心之声也。骂詈，言之恶也。夫水数一，道近而善；火数二，道远而恶。水者，内清明而外不彰，器之方员，物之气味，五臭五色，从而不违，静顺信平①，润下而善利万物，涤洗浊秽，以为清静，故上善若水；水火相反，则下愚如火也。火者，外明耀而内烦浊，爝炳②万物，为赤为热，为苦为焦，以从其己，燥乱参差③，炎上而烈，害万物，熏燎鲜明，以为昏昧。水生于金，而复润母燥；火生于木，而反害母形。故《易》曰：润万物者，莫润乎水。又言：离火为戈兵④。故火上有水制之，则为既济；水在火下，不能制火，为未济也。是知水善火恶。而今病阳盛阴虚，则水弱火强，制金不能平木，而善去恶发，骂詈不避亲疏，喜笑恚怒而狂，本火热之所生也，平人怒骂亦同。或本心喜而无怒，以为戏弄之骂，亦心火之用也。故怒骂者，亦兼心喜骂于人也，怒而恶发可嗔者，内心喜欲怒于人也。

『注释』

①平：原为"于"，据千顷堂《刘河间伤寒三书》改。
②炳：照耀。
③参差：不齐貌。汉代张衡《西京赋》："华岳峨峨，冈峦参差。"
④离火为戈兵：《易·说卦》："离为火，为日，为电，为中女，为甲胄，为戈兵。"戈兵，兵器。

『原文』

惊骇：骇，惊愕①也。君火义同。

『注释』

①愕：突然受惊而呆滞。

『原文』

胕肿：热胜①肉，而阳气郁滞故也！

『注释』

①胜：类侵袭之意。

『原文』

疼酸：酸疼也。由火实制金，不能平木，则木旺而为兼化①，故言酸疼也。

『注释』

①兼化：指两种以上的气化合并出现两气的征象表现。

『按语』

木旺而为兼化，故言酸疼也：如火实制金，金被火制就不能正常地平抑木气，木气没有金气的制约就会自旺，这时就会木火兼旺并见，木旺见酸，火旺见疼，故言酸疼也。

『原文』

气逆冲上：火气炎上故也。

『按语』

气逆冲上：是因为火有本性炎上的特性。

『原文』

禁栗如丧神守：栗，战栗也。禁，冷也。又义见君火化中。禁，俗作噤①。如丧神守②者，神能御形，而反禁栗，则如丧失保守形体之神也。

『注释』

①嚏：因寒冷而发生的哆嗦。
②神守：正常的神情。

『原文』

嚏：鼻中因痒，而气喷作于声也。鼻为肺窍，痒为火化。心火邪热，干于阳明，发于鼻而痒，则嚏也。或故以物扰之，痒而嚏者，扰痒属火故也。或视日而嚏者，由目为五脏神华，太阳真火，晃①耀于目，则心神躁乱。而发热于上，则鼻中痒而嚏也。伤寒病再经衰而或嚏者，由火热已退，而虚热为痒，痒发鼻则嚏也。或风热上攻，头鼻壅滞，脉浮而无他证者，内②药鼻中，得嚏则壅滞开通而愈也。或有痛处，因嚏而痛甚不可忍者，因嚏之气攻冲结痛，而不得通利故也。

『注释』

①晃（huǎng）：明亮。
②内（nà）："纳"的古字，放入。

『原文』

呕、疮疡：君火化同①。

『注释』

①君火化同：呕和疮疡的病机与前面讨论的君火化相同。

『原文』

喉痹：痹①，不仁也，俗作闭，犹闭塞也，火主②肿胀，故热客上焦，而咽嗌肿胀也。

『注释』

①痹：痹，通"痹"，病证名，指喉头发炎。汉代董仲舒《春秋繁露·人副天

数》："阳，天气也；阴，地气也。故阴阳之动，使人足病，喉痹起。"明代李时珍《本草纲目·主治二·咽喉》："喉痹是相火，有嗌疸，俗名走马喉痹，杀人最急。"

②主：原作"土"，据千顷堂《刘河间伤寒三书》改。

『原文』

耳鸣：有声，非妄闻也①。耳为肾窍，交会手太阳、少阳，足②厥阴、少阴、少阳之经。若水虚火实，而热气上③甚，客其经络，冲于耳中，则鼓其听户，随其脉气微④甚，而作诸音声也。《经》言：阳气上甚而跃，故耳鸣。

『注释』

①非妄闻也：指不是幻听，真的有声。妄，虚妄，不真实。
②少阳，足：原脱，据千顷堂《刘河间伤寒三书》补。
③气上：原脱，据千顷堂《刘河间伤寒三书》补。
④气微：原脱，据千顷堂《刘河间伤寒三书》补。

『原文』

聋之为病，俗医率以慓悍燥烈之药制之，往往谓肾水虚冷故也。夫岂知水火之阴阳，心肾之寒热，荣卫之盛衰，犹权衡也，一上则必一下。是故高者抑之，下者举之，此平治之道也。夫心火本热，虚则寒矣；肾水本寒，虚则热矣，肾水既少，岂能反为寒病①耶？《经》言：足少阴肾水虚，则腹满，身重，濡泻，疮疡流②水，腰股痛发，腘腨股膝不便，烦冤③，足痿④，清厥⑤，意不乐，大便难，善恐心惕，如人将捕，口苦，舌干，咽肿，上气，嗌干及痛，烦心，心痛，黄胆，肠澼下血⑥，脊臀股肉后廉痛，痿厥⑦，嗜卧，足下热而痛。以此见肾虚为病，皆是热证。

『注释』

①病：原缺，据千顷堂《刘河间伤寒三书》补。
②流：原缺，据千顷堂《刘河间伤寒三书》补。
③烦冤：谓中气郁结。《医宗金鉴·运气要诀·五运客运太过为病歌》："飧泄食减腹支满，体重烦冤抑气升。"注："烦冤者，谓中气抑郁不伸故也。"

④足痿：两脚痿软，不能行走。
⑤清厥：清冷而气逆。
⑥肠澼下血：肠澼，痢疾的古称。肠澼下血指血痢。
⑦痿厥：痿弱气逆。《素问·生气通天论》："秋伤于湿，上逆而咳，发为痿厥。"

『原文』

《经》又曰：有所远行劳倦，逢大热而渴，渴则阳气内伐，内伐则热舍于肾。肾者水脏也，骨热而体虚，故发骨痿①。注言②：阳气内伐，谓伐腹中之阴气也；水不胜火，以热舍于肾中也。

《经》又曰：骨痿者，生于大热也③。又曰：肾热者，色黑齿槁④。凡色黑齿槁之人，必身瘦而耳焦也。所以然者，水虚则火实，而热亢极则害，承乃制，故反兼水之黑也；肾水既少，不能润泽，故黑干焦槁也；齿、耳属肾，故甚也。如疮疡热极无液，则肉干焦而色黑也。然则水衰为热明矣，岂可反言寒耶！

『注释』

①骨痿：症见腰背及下肢痿软无力，不能直立，面色晦暗，牙齿枯干。
②注言：指王冰次注。
③骨痿者，生于大热也：出于《素问·痿论》。
④肾热者，色黑齿槁：出于《素问·痿论》。

『原文』

故《仙经》①以息②为六字之气③，应于三阴三阳，脏腑之六气④。实则行其本化之字泻之，衰则行其胜己之字泻之⑤，是为杀其鬼贼⑥也；所谓六字之气者，肝呼，心呵，相火唏，脾呼，肺呬，肾本吹也⑦。故吹去肾寒则生热，呵去心热则生寒⑧，故曰：春不呼，夏不呬，秋不吁，冬不呵。四时常有唏，谓三焦无不足；八节不得吹，谓肾状难得实⑨。然以吹验之，吹去肾水寒气，则阳热暴甚，而目瞑昏眩，虚为热证明矣，岂可反言肾虚为冷，而以热药养水耶？况水少不能胜火，又服热药，宁无损欤！

『注释』

①《仙经》：道家经典著作之一。

②息：鼻的气息，一呼一吸为一息。

③六字之气：吐纳方法，用"吁"、"呵（hē喝）"、"呼"、"呬"、"吹"、"嘻"六字的呼气方法，对应肝、心、脾、肺、肾、三焦，按五行生克关系，施行泻实补虚防治疾病。

④应于……六气：由于人体脏腑及其所属经络，表里相通，气化相应，所以运用五脏本化之气，"吁"、"呵"、"呼"、"呬"、"吹"，通过五行生克关系，也能治疗脏腑经络之病。

⑤实则……泻之：实证则呼五脏本化之字（"吁"、"呵"、"呼"、"呬"、"吹"对应肝、心、脾、肺、肾）泻之，虚则呼胜己（克我者）之气泻胜己之脏。

⑥鬼贼：克我者。

⑦肝吁……肾本吹也：五脏及三焦相火的本气。

⑧吹去……生寒："吹"为肾的本化之字，用"吹"的呼气方法泻去肾的寒水之气，则导致水虚火旺，故"吹去肾寒则生热"；"呵"为心的本化之字，心主火热之气，如果用"呵"气的方法泻心火太过，则火衰而寒水气盛，故"呵去心热则生寒"。

⑨四时……得实：八节，一指人四肢八处关节总称。因为人体相火的本气是"嘻"，三焦主相火，很少出现不足，故四时都可用"嘻"字泻其实火。又肾主虚无实证，肾水常不足，所以不能轻易用肾的本化之气"吹"字，以免泻去八节的精气，损伤肾水，故"八节不得吹，谓肾状难得实"。

『原文』

《经》言："以寒治热①。"谓寒养水而泻火；"以热治寒②，"谓热助火而耗水也。《经》虽或言"以热治热"，谓病气热甚，能与寒药交争，而寒药难下，故反热服，顺其病热。热病既消，寒性乃发，则病热除愈。如承气汤寒药，反以热服之类是也。伤寒同法。《经》曰"寒因热用"、"热因寒用"，亦是治热类也。故治病之道，泻实补衰，平而已矣。

或谓病热为火实水虚，反言肾虚为冷，心迷正理③，不敢用对证寒药，误以食前服其助阳热药，欲令下④部水胜，退上焦心火，食后兼服微凉之药，而退火⑤热，岂知十益不及一损也，病本热而无寒，又得热⑥药，则病热转甚。食后虽服大寒之药，亦难解其热之甚也，况以微凉乎？岂不详热药证中，止言治寒助热，安有养水泻火之言哉⑦！

『注释』

①以寒治热:《素问·五常政大论》谓"治热以寒"。
②以热治寒:《素问·五常政大论》谓"治寒以热"。
③心迷正理:原缺,据千顷堂《刘河间伤寒三书》补。
④药,欲令下:原缺,据千顷堂《刘河间伤寒三书》补。
⑤微凉之药,而退火:原缺,据千顷堂《刘河间伤寒三书》补。
⑥又得热:原缺,据千顷堂《刘河间伤寒三书》补。
⑦岂不……言哉:难道不详知热药使用准则的记载中,只说治寒助热,怎么会有养水泻火的说法呢。证,准则。止,仅,只。

『原文』

《经》言:五脏以平为期①。及夫②一法,无问五脏生克兴衰,一概言热为实,寒为虚者,通③言阳气之兴衰也。假令下部寒者,谓下焦火气之虚也,故以热药补之,非助肾水之药尔!由水虚不能反为寒也。凡诸疾之所起也,不必脏腑兴衰变动相乘④而病,但乘内外诸邪所伤,即成病矣。

『注释』

①期:希望,企求。
②及夫:同"若夫",句首语气词。另外、还有之意。
③通:副词,皆。
④相乘:指五行之间相克的太过,超出正常的制约程度,具有凌辱之意。

『原文』

大凡治病必求所在,病在上者治其上,病在下者治其下。中外脏腑经络皆然。病气热则除其热,寒则退其寒,六气同法。泻实补虚,除邪养正,平则守常,医之道也!岂可见病已热,而反用热药,复言养水而胜心火者,可谓道在迩①而求诸远,事在易而求诸难,深可戒哉!

『注释』

①迩(ěr尔):近。

『原文』

所以或言肾虚而下部冷者，非谓水虚也，所谓"肾有两枚"①，《经》曰：七节之傍，中有小心②。杨上善注《太素》③曰：人之脊骨有二十一节，从下第七节之傍，左者为肾，右者为命门。命门者，小心也。《难经》言：心之原，出于太陵。然太陵穴者，属手厥阴包络相火，小心之经也。《玄珠》言刺太陵④穴曰：此泻相火小心之原也。然则右肾⑤命门为小⑥心，乃手厥阴相火包络之脏也。《仙经》⑦曰：先生右肾则为男，先生左肾则为女。谓男为阳火，女为阴水故也。或言女子左肾为命门者，误也。《难经》止言"右肾为命门，男子以藏精，女子以系胞"，岂相反也。然右肾命门小心，为手厥阴包络之脏，故与手少阳三焦合为表里，神脉同出，见手右尺也。二经俱是相火，相行君命，故曰命门尔。故《仙经》曰："心为君火，肾为相火。"是言右肾属火，而不属水也。是以右肾火气虚，则为病寒也。君相虽为二火，论其五行之气，则一于为热也。

『注释』

①肾有两枚：义出《难经》，肾两者，非皆肾也，左为肾，右为命门。
②七节之傍，中有小心：见《素问·刺禁论》。
③《太素》：指《黄帝内经太素》，隋代杨上善著。
④经也。《玄珠》言刺太陵：原缺，据千顷堂《刘河间伤寒三书》补。《玄珠》，指王冰撰《玄珠密语》。
⑤肾：原缺，据千顷堂《刘河间伤寒三书》补。
⑥小：原缺，据千顷堂《刘河间伤寒三书》补。
⑦《仙经》：道家经典著作之一。

『原文』

夫五行之理，阴中有阳，阳中有阴。孤阴不长，独阳不成。但有一物，全备五行，递相济养，是谓和平。交互克伐，是谓兴衰。变乱失常，灾害由生。是以水少火多，为阳实阴虚而病热也。水多火少，为阴实阳虚而病寒也。故俗以热药欲养肾水，胜退心火者，岂不误欤！

至如或因恣欲而即病，或因久而成病者，俗以为元气虚损而病寒者，皆误也。然诸所动乱劳伤，乃为阳火之化，神狂气乱，而为病热者多矣。故《经》言：消瘅热中①。及夫②热病③，阴阳变易④，房劳之病证也。所以热病未复，及大醉⑤以不禁入房，而为祸其速者阳热易为暴其故也。夫太乙天真⁶元气，非阴非阳，非寒非热也。是以精中生气，气中生神，神能御其形也。由是精为神气之本！形体之充固，则众邪难伤，衰则诸疾易染，何止言元气虚而为寒尔！

故老人之气衰，多病头目昏眩，耳鸣或聋，上气喘咳，涎唾⁷稠粘，口苦舌干，咽嗌不利，肢体焦痿，筋脉拘倦，中外燥涩，便溺閟结⁸，此皆阴虚阳实之热证也。俗悉言老弱为虚冷而无热也，纵见热症，虽云少水不胜多火，而反言肾水虚则为寒，此乃举世受误之由也。但须临时识其阴阳虚实，则无横夭之冤，慎不可妄以热药养其真气，则真气何由生也。故《西山记》曰：饵之金石，当有速亡之患；《内经》言：石药发癫狂，热甚之所生也。或欲以温药平补者，《经》言：积温成热，则变生热⁹疾。故药物不可妄服也。

『注释』

①消瘅：消渴病的总称。其中口渴多饮，小便频多者，称"热中"。

②夫：原脱，据千顷堂《刘河间伤寒三书》补。

③病：原脱，据千顷堂《刘河间伤寒三书》补。

④阴阳变易：若伤寒病新愈，血气未复，余热未尽，男女交合，以致相互传染而发病。《伤寒论》作"阴阳易"。易，有蔓延、传播之意。

⑤醉：原脱，据千顷堂《刘河间伤寒三书》补。

⑥太乙：也作"太一"，有至尊无上之意。　天真：指天然形成的原始物质。

⑦唾：原为"吐"，据千顷堂《刘河间伤寒三书》补。

⑧便溺閟结：溺，古同"尿"。"閟"，古通"秘"，便秘。

⑨热：原为"多"，据千顷堂《刘河间伤寒三书》补。

『原文』

夫养真气之法，饮食有节，起居有常，不妄作劳，无令损害，阴阳和平，自有益①矣。《仙经》虽有服饵之说，非其人不可也。况乎齐于②气味平和无毒之物，但以调其气尔！真③修道者，以内事为功，外事为行④，非服饵而望成于道也。故《仙⑤经》又曰：服饵不备五味四气，而偏食之，久则腑脏偏倾而生其病矣。然则岂可误服热药，而求其益？

所谓聋者，由水衰火实，热郁于上，而使听户玄府⑥壅塞，神气不得通泄也，其所验者，《仙经》言双手闭耳如鼓音，是谓"鸣天鼓"也。由脉气流行，而闭之于耳，气不得泄，冲鼓耳中，故闻之也。或有壅滞，则天鼓微闻。天鼓无闻，则听户玄府闭绝，而耳聋无所闻也。故一法含浸针砂酒，以磁石附耳，欲导其气令通泄也。

或问曰：聋既为热，或服干蝎⑦、生姜、附子、醇酒之类辛热之物，而或愈者，何也？答曰：欲以开发玄府，而令耳中郁滞通泄也。故《养生方》言：药中其效，则如闻百攒⑧乐音。由阳气开⑨冲耳中也。凡治聋者，适其所宜，若热证已退，而聋不已者，当以辛热发之。三两服不愈者，则不可久服，恐热极而成他病尔！若聋有热证相兼者，宜以退风散热凉药调之，热退结散而愈。然聋甚闭绝，亦为难矣；慎不可攻之过极，反伤正气，若非其病，不可服其药，饮食同法。当所宜者过度，则反伤正气，病已则止药，欲求不病无损而已矣。

『注释』

①益：原缺，据千顷堂《刘河间伤寒三书》补。
②乎齐于：原缺，据千顷堂《刘河间伤寒三书》补。
③尔！真：原缺，据千顷堂《刘河间伤寒三书》补。
④内事为功，外事为行：指真正的道家修炼，要以内事，即修炼内功，包括清心寡欲意志集中，保养真气等为基本功。而把外事，即服食药饵等作辅助的行动。功，原缺，据千顷堂《刘河间伤寒三书》补。
⑤非服饵而望成于道也。故《仙》：原脱，据千顷堂《刘河间伤寒三书》补。
⑥玄府：即汗孔。
⑦干蝎：即干蠍。
⑧百攒：百，多数的泛称。攒，聚，凑集，拼凑。
⑨开：原作"闻"，据千顷堂《刘河间伤寒三书》补。

『原文』

故《经》①云：大毒治病，十去其六；常毒治病，十去其七；小毒治病，十去其八，无毒治病，十去其九②。谷肉果菜，食养尽之，勿令过度，反伤其正。不尽，行复如法。故曰：必先岁气，无伐天和。无实实，无虚虚，而遗天殃；无致邪，无失正，绝人长命。帝曰：其久病者，有气从而不康，病去而瘠③，奈何？岐伯曰：昭乎哉，圣人之问也！化不可代，时不可违。夫经络以通，气血以复，复其不足，与众齐同，养之和之，静以待时，谨守其气，无使倾移，其形乃彰，生气乃长，命曰圣王④。故《大要》⑤曰：无代⑥化，无违时，必养必和，待其来复，此之谓也。

『注释』

①《经》：指《素问》。
②大毒……其九：语出《素问·五常政大论》。
③瘠：瘦弱。
④圣王：古代国家最高统治者的尊称。
⑤《大要》：上古经书。
⑥代：原作"伐"，据千顷堂《刘河间伤寒三书》改。

『原文』

呕涌、溢食①**不下**：火气炎上，胃膈热甚，则传化失常故也。

『注释』

①溢食：溢，满也。

『原文』

目眛①不明，目赤肿痛，翳膜眦疡②，皆为热也；及目瞑③，俗谓之眼黑，亦为热也，然平白目无所见者，热气郁之甚也。或言目眛为肝肾虚冷者，误也。是以妄谓肝主于目，肾主瞳子，故妄言目眛为虚而冷也。然肾水冬阴也，虚则当热。肝木春阳也，虚则当寒。肾阴肝阳，岂能同虚而为冷者欤？或通言肝肾之中阴实阳虚，而无由目眛也。俗妄谓肝肾之气衰少，而不能至于目也。不知《经》言热甚目瞑眼黑也。岂由寒尔？又如仲景言。"伤寒病，热极则不识人，"乃目盲④也。《正理》⑤曰：由热甚怫郁于目，而致之然也。

『注释』

①目眛：目不明。
②翳膜：目疾引起的障膜。　眦疡：眼角溃烂。眦：上下眼睑的接合处，近鼻处为内眦，近鬓处为外眦。
③瞑：原作"膜"，据下文"热甚目瞑眼黑"，当为瞑之误故改之。
④目盲：目失明。
⑤《正理》：指《正理伤寒论》，已失传。

『原文』

然皮肤之汗孔者，谓泄气液之孔窍也，一名气门，谓泄气之门也。一名腠理者，谓气液出行之腠道纹理也；一名鬼神门①者，谓幽冥②之门也；一名玄府③者，谓玄微府也。然玄府者，无物不有，人之脏腑、皮毛、肌肉、筋膜、骨髓、爪牙，至于世之万物，尽皆有之，乃气出入升降之道路门户也。夫气者，形之主，神之母，三才④之本，万物之元⑤，道之变也。故元阳子⑥解《清静经》⑦曰：大道无形，非气不足以长养万物，由是气化则物生，气变则物易，气甚即物壮，气弱即物衰，气正即物和，气乱即物病，气绝即物死。《经》曰：出入废，则神机化灭。升降息，则气立⑧孤危。故非出入则无以生、长、化、收、藏。是以升降出入，无器不有。人之眼、耳、鼻、舌、身、意、神、识，能为用者，皆由升降出入之通利也，有所闭塞者，不能为用也。若目无所见，耳无所闻，鼻不闻臭，舌不知味，筋痿骨痹，齿腐，毛发堕落，皮肤不仁，肠不能渗泄者，悉由热气怫郁，玄府闭密而致，气液、血脉、荣卫、精神。不能升降出入故也。各随郁结微甚，而察病之轻重也。

『注释』

①鬼神门：出于《素问·汤液醪醴论》"开鬼门"说。
②幽冥：玄远，幽暗，难见之处。
③玄府：指皮肤表面的汗毛孔。《素问·水热穴论》："肾汗出逢于风，内不得入于藏府，外不得越于皮肤，客于玄府……所谓玄府者，汗空也。"
④三才：指天地人的统称。
⑤元：与"原"通，有初始、根源之意。
⑥元阳子：道家人名。
⑦《清静经》：道家书名，全称《太上老君说常清静经》。
⑧立：原作"力"，文出《素问·六微旨大论》，据千顷堂《刘河间伤寒三书》改。

『原文』

故知热郁于目，无所见也。故目微昏者，至近则转难辨物，由目之玄府闭小也。隔缣①视物之象也，或视如蝇翼者，玄府有所闭合者也。或目昏而见黑花者，由热气甚，而发之于目，亢则害承乃制，而反出其泣，气液昧之，以其至近，故虽视而亦见如黑花也，及冲风泣而目暗者，由热甚而水化制之也。故《经》言：

厥②则目无所见。夫人厥则阳气并于上，阴气并于下。阳气并于上，则火独光也；阴气并于下则足寒，足寒则胀也。夫一水不胜五火③，故目眦盲，是以冲风泣下④而不止。夫风之中于目也，阳气内守于睛，是火气燔目，故见风泣下。

『注释』

①缣：双丝织的浅黄色细绢。
②厥：指厥证，阴阳之气不能顺接。
③一水不胜五火：一水指目中阴精，五火指五脏亢胜之火。
④冲风泣下：迎风流泪。

『原文』

暴注，卒泻①：君火义同。

『注释』

①卒泻：急性腹泻。卒，同"猝"，仓促，急速。

『原文』

瞤瘈：惕跳，动也。火主动，故夏热则脉洪大而长，瞤瘈之象也。况脉者，心火之所养也。

暴病暴死：火性疾速故也。斯由平日衣服饮食，安处动止，精魂神志，性情好恶，不循其宜而失其常，久则气变兴衰而为病也。或心火暴甚，而肾水衰弱，不能制之，热气怫郁，心神昏冒，则筋骨不用，卒倒而无所知，是为僵仆也。甚则水化制火，热盛而生涎，至极则死。微则发过如故，至微者，但眩瞑而已，俗云暗风，由火甚制金不能平木，故风木自甚也。或风热甚而筋惕瘈疭①，僵仆，口出涎沫，俗云风痫病也。欲知病有兼风者，阴阳变化之道也。故阴阳相搏，刚柔相摩，五行相错，六气相荡，变而为病，则无穷矣。大法我子能制鬼贼②，则己当自实。而与子同为病者，不必皆然，由乎六气阴阳同异不等故也。

『注释』

①瘈疭：惊风，痫病。
②我子能制鬼贼：五行生克中，我子即我所生者，鬼贼，即克我者。我生者，

恰能制约克我者。如木生火，火能制木的鬼贼（金）。

『原文』

故《经》曰风热火同阳也，寒燥湿同阴也。又燥湿小异也，然燥金虽属秋阴而异于寒湿，故反同其风热也；故火热胜，金衰而风生，则风能胜湿，热能耗液而反燥①。阳实阴虚，则风热胜于水湿为燥也。

『注释』

①燥：原本与千顷堂本皆作"寒"，但千顷堂本校者注："反寒二字疑误。"据后文"水湿为燥也"改为"燥"。

『按语』

刘河间认为：寒燥湿同属阴，但燥与湿有小的差异，即燥金虽然属于秋阴，但在性质上却不同于寒湿，反与风热相同。由此温燥的观点似见端倪。

『原文』

凡人风病，多因热甚，而风燥者，为其兼化，以热为其主也。俗云风者，言末而忘其本也。所以中风瘫痪者，非谓肝木之风实甚，而卒中之也。亦非外中于风尔，由于将息失宜而心火暴甚；肾水虚衰不能制之，则阴虚阳实，而热气怫郁，心神昏冒，筋骨不用，而卒倒无所知也。多因喜、怒、思、悲、恐之五志，有所过极，而卒中者，由五志过极，皆为热甚故也！若微则但僵仆，气血流通，筋脉不挛，缓者发过如故。或热气太盛，郁结壅滞，气血不能宣通，阴气暴绝，则阳气后竭而死。俗谓中，不过尔。

『按语』

刘河间认为：中风的病证多是由热邪所致，而所见风燥现象是一种兼化。世俗谈论此类病证属于风，是言其末而忘其本，中风瘫痪的病人并不是由于肝木之风过甚，其突然昏倒卒中的病人，也不是中了外界的风邪，而是养生劳作不当，心火亢盛所致。其病机则是"肾水虚衰不能制之，则阴虚阳实，而热气怫郁，心神昏冒，筋骨不用，而卒倒无所知也，多因喜、怒、思、悲、恐之五志，有所过极，而卒中者，由五志过极，皆为热甚故也！"

刘河间于此重点论述卒中的病因、病机，重点阐发五志化火，阳盛阴虚的机理，强调内因的致病作用。

『原文』

或即不死而偏枯①者，由经络左右双行，而热甚郁结，气血不得宣通，郁极乃发。若一侧得通，则痞②者痹③而瘫痪也。其人已有怫热郁滞，而气血偏行，微甚不等，故《经》言：汗出偏沮，令人偏枯④。然汗偏不出者，由怫热郁结，气血壅滞故也！人卒中则气血不通，而偏枯也。

『注释』

①偏枯：半身不遂。
②痞：痞塞。
③痹：蔽，阻塞。
④汗出偏沮，令人偏枯：沮，终止，阻止。《素问·生气通天论》曰："汗出偏沮，使人偏枯。"

『原文』

所谓肥人多中风者，盖人之肥瘦，由血气虚实使之然也，气为阳而主轻微，血为阴而主形体。故西方金、北方水为阴而刚也，东方木、南方火为阳而柔也。故血实气虚则肥，气实血虚则瘦。所以肥者能寒不能热，瘦者能热不能寒，由寒则伤血，热则伤气。损其不足，则阴阳愈偏，故不能也；损其有余者平调，是故能之矣！故瘦者腠理疏通而多汗泄，血液衰少而为燥热，故多为劳嗽之疾也。俗以为卒暴病甚而为热劳，徐久病微而为冷劳者，是以迟缓为言，而病非冷也，识其证候为热明矣，但热有微甚而已。

『按语』

"气为阳而主轻微，血为阴而主形体。故西方金、北方水为阴而刚也，东方木、南方火为阳而柔也。"全句言从先天八卦图看，东南为阳主生升之气，西北属阴主降沉为形，故东南属阳为气而柔（相对西北），西北属阴为形而刚。

『原文』

或言肥人多中风由气虚，非也。所谓腠理致密而多郁滞，气血难以通利，若阳热又甚而郁结，故卒中也，故肥人反劳者，由暴然亡液，损血过极故也，瘦人反中风者，由暴然阳热太甚而郁结不通故也。

『按语』

此言肥人和瘦人中风都是因为阳热暴甚，郁结不通，否认肥人中风是由气虚。

『原文』

所谓中风口噤筋脉紧急者，由阳热暴甚于内，亢则害，承乃制，津液涌溢，聚于胸膈，热燥以为痰涎。初虞世①言：涎者，乃我身之脂脉津液也。然阳实阴虚而风热太甚，以胜水湿，因而成燥，肝主于筋而风气自甚，又燥热加之，液还聚于胸膈，则筋太燥也，然燥金主于收敛劲切紧涩，故为病筋脉劲强紧急而口噤也。

『注释』

①初虞世：北宋医家，本为朝士（医官），后为僧人，著有《古今录验养生必用方》等。

『按语』

河间认为"中风口噤筋脉紧急者"是由于阳热暴甚于内，而病人见"筋脉劲强紧急而口噤"是因为阳实阴虚而风热太甚，以胜水湿，因而成燥，由于筋太燥也，然燥金主于收敛劲切紧涩，故为病筋脉劲强紧急而口噤也。

『原文』

或破伤中风①亦同，但以从微至甚而不偏枯也。夫破伤中风之由者，因疮热甚郁结，而荣卫不得宣通，怫热因②之，遍体故多发白痂，是时疮口闭塞，气难通泄，故阳热易为郁结，而热甚则生风也，不已则表传于里，亦由面首触冒寒邪，而怫热郁甚，周身似为伤寒之疾，不解则表传于里者也。但有风热③微甚兼化，故殊异矣。

『注释』

①破伤中风：即破伤风。

②因：介词。指趁，乘。
③热：原为"湿"，据《古今医统正脉全书》改。

『原文』

大法破伤中风，风热燥甚，怫郁在表而里气尚平者，善伸数欠，筋脉拘急，或时恶寒，或筋惕而搐，脉浮数而弦也。宜以辛热治风之药，开冲结滞，荣卫宣通而愈。犹伤寒表热怫郁，而以麻黄汤辛热发散者也。凡用辛热开冲结滞，或以寒药佐之犹良，免致药不中病，而风热转甚也；犹《伤寒论》热药发表不中效，则热转甚也。故夏热用麻黄、桂枝汤类热药发表，须加寒药，不然则热甚发黄或斑出矣。故夏表诸方，佐以黄芩、石膏、知母、柴胡、地黄、芍药、栀子、茵陈、葱白、豆豉之类寒药消息用之。如世以甘草、滑石、葱、豉寒药发散甚妙，是以甘草甘能缓急，湿能润燥，滑石淡能利窍，滑能通利；葱辛甘微寒；豉咸寒润湿，皆散结，缓急、润燥、除热之物。因热服之，因热而玄府郁结宣通，而怫热无由再作，病势虽甚，而不得顿愈者，亦获小效，而无加害耳！此方散结，无问上下中外，但有益而无损矣。散结之方，何必辛热而已耶！

『按语』

刘河间认为：对破伤风的大体治法是以辛热治风之药，开冲结滞，荣卫宣通而愈。但告诫后生凡用辛热开冲风热，而使病情加重，其热转甚者，与伤寒热药发表不中，则热转甚是一个道理，所以对热证用麻黄、桂枝汤类热药发表，须加寒药，不然则热甚发黄或斑出矣。根据刘河间的经验，发表的方子要佐以黄芩、石膏、知母、柴胡、地黄、芍药、栀子、茵陈、葱白、豆豉之类寒药加减用之。

『原文』

若破伤中风表不已而渐入于里，则病势渐甚。若里未太盛而脉在肌肉者，宜以退风热，开郁滞之寒药调之，或以微加治风辛热，亦得以意消息①，不可妄②也。此犹伤寒病势，半在表半在里，而以小柴胡汤和解之也。若里势已甚而舌强口噤，项背反张，惊搐惕搦，涎唾稠粘，胸腹满塞，而或便溺秘结，或时汗出，脉洪数而弦也。

『注释』

①以意消息：用意斟酌。消息，斟酌。
②妄：原作"忘"，据千顷堂《刘河间伤寒三书》改。

『原文』

然汗出者，由风热郁甚于里，而表热稍罢，则腠理疏泄，而心火热甚，故汗出也。大法风热怫郁，因汗当解。今不解者，若里热出之于表，因汗而结散热去，则气和而愈也。今风热郁甚于里，而非出之于表，故虽汗泄，而热不退，则不能解也。犹阳明证热甚于里，而日晡潮热，大汗虽出，热不退而不能解也，故当大承气汤下之。其中热也，是以亢则害，承乃制。而今火热极甚，筋劲急而口噤尔！风热加之，故惊而搐也。风、热、燥并郁甚于里，故烦满而或闷结也。法宜除风散结，寒药下之，以使郁滞流通，而后以退风热、开结滞之寒药调之，而热退结散，则风自愈矣。呜呼！俗医所治破伤中风，不明浅深，但以辛①热燥药，任②其天命而已！

『注释』

①辛：原作"半"，据千顷堂《刘河间伤寒三书》改。
②任：听凭，任凭。

『原文』

若始觉风热郁结于表，而里尚平未传也，或以寒物佐之亦佳。如灵宝丹治风痹，虽用硫磺、钟乳、木香、桂心之类辛热，是亦能令开结也，佐以牛黄、脑子、苦参、芒硝之类寒物，以使结散而无复①郁也，况至宝丹乃散风热郁痹之寒药也。凡治风热结滞，宜戒热药过盛，凡破伤中风，宜早令导引摩按，自不能者，令人以屈伸按摩挽之，使筋脉稍得舒缓，而气得通行，及频以橛斡②牙关，勿令口噤，若紧噤之，则常以橛当之，及频斡之，勿损牙齿，免致口噤不开，而粥药不能下也。及风痫之发作者，由热甚，而风燥为其兼化，涎溢胸膈，燥烁而瘛疭、昏冒、颠仆也，或惊风者，亦由心火暴甚而制金，不能平木③，故风火相搏，而昏冒、惊悸、潮搐④也。凡此诸证，皆由热甚而生风燥，各有异者，由风、热、燥各微甚不等故也。

『注释』

①复：原作"怫"，据《古今医统正脉全书》改。
②橛：小木棍。　斡：旋转，拨动。
③平木：原作"生化"，据千顷堂《刘河间伤寒三书》改。
④潮搐：定时发生的抽搐。

『原文』

所谓中风或筋缓者，因其风热胜湿而为燥，乃燥之甚也。然筋缓不收而痿痹，故诸膹郁病痿，皆属金肺，乃燥之化也！如秋深燥甚，则草木痿落而不收，病之象也。是以手得血而能握，足得血而能步。夫燥之为病，血液衰少也，而又气血不能通畅，故病然也。或云筋挛有力，则为实热，筋缓不收，则为虚寒者；或谓寒主收引，而热主舒缓，则筋挛为寒，筋缓为热者皆误也。凡治诸风方，通言主疗筋脉挛缓，岂分寒热虚实之异耶！但有微甚而已。故诸筋挛虽势恶而易愈也。诸筋缓者，难以平复，明可知也。

或云中风为肝木实甚，则大忌脏腑脱泄，若脾胃土气虚损，则土受肝木鬼贼之邪①，而当死也。当以温脾补胃，令其土实，肝木不能克，乃治未病之法也。所谓似是而非者也。或云脾为中州②，而当温者，亦误也；所以寒、暑、燥、湿、风、火之六气，应于十二经络脏腑也，以其本化③，则能补之，相反之者，则能泄之。然脾胃土本湿也，湿气自甚，则为积饮痞隔，或为肿满，以药燥去其湿，是谓泻其脾胃土之本也；或病燥热大甚，而脾胃干涸成消渴者，土湿之气衰也，宜以寒温④之药，补阴泄阳、除湿润⑤燥，而土气得其平，是谓补其脾土之本也。故仲景⑥言伤寒里热太甚，而胃中干涸烦渴者。必先调之其胃气，方用甘草、大黄、芒硝大寒之药，谓之调胃承气汤者，达其至理也。

『注释』

①鬼贼之邪：克我者为鬼贼。
②脾为中州：指脾为土，脾为中焦，为人体生化中心，运化水谷精微，供养其他四脏，即中央土以灌四旁。
③以其本化：根据脏腑本身的气化性质（用药，就相当于补）。以，介词，表示动作行为的凭借或前提，犹言凭、根据。
④温：据上下文，疑为"润"之误。

⑤之药，补阴泄阳、除湿润：以上九字原脱，据千顷堂《刘河间伤寒三书》补。湿，据前后意，疑为"热"之误。

⑥土之本也。故仲景：以上七字原脱，据千顷堂《刘河间伤寒三书》补。

『原文』

所以阴阳异用，而寒湿同性，然土为阴，故异于风、热、燥也。土为万物之母，水为万物之元。故水土同在于下，而为万物之根本也，地干而无水湿之性，则万物根本不润，而枝叶衰矣。《经》言："动物神机为根在于中"，故食入于胃，而脾为变摩①，布化五味，以养五脏之气，而养荣百骸，固其根本，则胃中水谷润泽而已。亦不可水湿过与不及，犹地之旱涝也，故五脏六腑，四肢百骸，受气皆在于脾胃，土湿润而已。《经》言，积湿成热，岂可以温药补于湿土也？温属春木，正以胜其湿土耳！

『注释』

①摩：古同"磨"。

『按语』

河间认为：五脏六腑，四肢百骸，受气皆在于脾胃，脾胃于五行属土湿，脾的本气为湿，但不能用温补脾胃的方法治疗肝木邪盛的中风。脾胃的本气为湿，温补脾胃本气，积湿可以成热，热反过来又要生风。温气又属于小运春木之气，春木正好又有克伐土湿之性，更不利于脾胃功能正常。

『原文』

或以脏腑不分六气，而为假令之湿，一概言阳气甚而热为实，阳气衰而寒为虚者，乃寒热阴阳之虚实，而非五行兴衰克伐之道也！然脏腑经络，不必本气兴衰，而能为其病，六气互相干而病也。假令胃①寒为虚冷者，是胃中阴水实而阳火虚也，当以温补胃中阳火之虚。而退其阴水之实，非由胃土本虚，而补其湿也②。夫补泻脾胃之本者，燥其湿则为泻，润其燥则为补③。今夫土本湿也，若阳实阴虚，风热胜其水湿而成燥者，则为水湿衰也，可以退风散热，养液润燥，而救其已衰之阴湿，若反以温补，欲令脏腑而无壅塞。不亦妄谬之甚耶！

『注释』

①胃：原作"冒"，据下文改。
②非由胃土本虚，而补其湿也：河间认为五脏本气是肺气清，心气热，肝气温，脾气湿，肾气寒，故清养肺，热养心，温养肝，湿养脾，寒养肾也。所以言："胃土本虚，而补其湿也。"
③补泻脾胃之本者，燥其湿则为泻，润其燥则为补：脾的本气为湿，本气实，指过甚、太过。湿气太甚则为积饮，痞满或肿满。在治疗上要以燥药祛其湿，所以对脾来说，实则湿盛，而燥其湿则为泻，脾本湿，虚则燥，相反润其燥则为补。

『原文』

或言中风由肾水虚冷者，误也。盖阴水既衰，则阳火自甚而热，岂能反为寒者耶？以证验之，则为热明矣。或云中风既为热甚，治法或用乌附之类热药，何也？答曰：欲令药气开通经络，使气血宣行，而无壅滞也！然亦以消风热、开结滞之类寒药佐之，可以制其药之热也，若服峻热药而热证转加者，不可服也。郁结不通，而强以攻之，则阴气暴绝而死矣。故诸方之中，至宝、灵宝丹最为妙药。今详本草言至宝丹之药味，合而为一，乃寒药尔；灵宝丹虽用温热之味，而复用寒物制之，参而为一，亦平药也。况皆能散风壅、开结滞，而使气血宣通，怫热除而愈矣。世方虽有治风之热药，当临时消息，适其所①宜，扶其不足，损其有余。慎不可但以峻热攻痹②，而反绝其已衰之阴气也。

『注释』

①适其所：此三字原脱，据千顷堂《刘河间伤寒三书》补。
②痹：蔽，阻塞。

燥　类

诸涩枯涸，干劲皴揭①，皆属于燥。（阳明燥金，乃肺与大肠之气也）

『注释』

①皴揭：肌肤粗糙掀起。

『原文』

涩：物湿则滑泽，干则涩滞，燥湿相反故也。如遍身中外涩滞，皆属燥金之化，故秋脉濇①。濇，涩也。或麻者，亦由涩也，由水液衰少而燥涩，气行壅滞，而不得滑泽通利，气强攻冲而为麻也。如平人抑其手足，则真气顿②行之甚，而涩滞壅碍不得通利而麻。亦犹鼓物③之象也，其不欲动者，动则为阳。使气行之转甚，故转麻也。俗方治麻病，多用乌、附者，令气行之暴甚，以故转麻。因之冲开道路，以得通利，药气尽则平，气行通而麻愈也。然六气不必一气独为病，气有相兼，若亡液为燥，或麻无热证，即当此法；或风热胜湿为燥，因而病麻，则宜以退风散热、活血养液、润燥通气之凉药调之，则麻自愈也。治诸燥涩，悉如此法。

『注释』

①濇：同"涩"。
②顿：停顿，停止。
③鼓物：《易·系辞上》："鼓万物而不与圣人同忧。"韩康伯注："万物由之以化，故曰鼓万物也。"后以"鼓物"指使万物生长。

『原文』

枯：不荣王①也。**涸**：无水液也。干，不滋润也。劲，不柔合也。春秋相反，燥湿不同故也。大法，身表热为热在表，渴饮水为热在里。身热饮水，表里俱有热；身凉不渴，表里俱无热。《经》所不取火化渴者，谓渴非特为热。如病寒吐利，亡液过极，则亦燥而渴也；虽病风②热，而液尚未衰，则亦不渴。岂可止言渴为热而否③为寒也？夫燥渴之为病也。多兼于热。故《易》曰：燥④万物者，莫熯⑤乎火。今言渴为燥，则亦备矣。如大法身⑥凉不渴，为表里俱无热，故不言寒也。谓表里微热，则亦有身不热而不渴者，不亦宜乎！

『注释』

①王：通"旺"。旺盛，兴旺。

②病风：原脱，据千顷堂《刘河间伤寒三书》补。
③止言渴为热而否：以上七字原脱，据千顷堂《刘河间伤寒三书》补。
④燥：原作"熯"，据千顷堂《刘河间伤寒三书》改。
⑤熯：干燥，烘烤。
⑥大法身：原脱，据千顷堂《刘河间伤寒三书》补。

『原文』

皴揭：皮肤启裂也。乾为天，而为燥金；坤为地，而为湿土。天地相反，燥湿异用。故燥金主于紧敛，所以秋脉紧细而微。湿土主于纵缓，所以六月其脉缓大而长也。如地湿则纵缓滑泽，干则紧敛，燥涩，皴揭之理，明可见焉。俗云皴揭为风者，由风能胜湿而为燥也。《经》言：厥阴所至，为风府①，为璺启②。由风胜湿而为燥也。所谓寒月甚而暑月衰者，由寒能收敛，腠理闭密，无汗而燥，故病甚也。热则皮肤纵缓腠理疏通而汗润，故病衰也。或以水湿皮肤，而反喜皴揭者，水湿自招风寒故也。

『注释』

①风府：风气所居之处。
②璺（wèn 问）启：草木萌芽。璺，细微的裂纹。启，开。

寒　类

诸病上下①所出水液②，澄彻③清冷，癥、瘕，㿗疝，坚痞腹满急痛，下利清白，食已不饥，吐利腥秽，屈伸不便，厥逆禁固，皆属于寒。（足太阳寒水，乃肾与膀胱之气也）

『注释』

①上下：指人体的上窍、下窍等器官，眼、口、鼻、二阴。
②水液：指液态的分泌物，排泄物。
③澄彻：清澈透明。彻，通，透。

『原文』

澄彻清冷：湛①而不混浊也。水体清净，而其气寒冷，故水谷不化，而吐利清冷，水液为病寒也。如天气寒，则浊水自澄清也。

『注释』

①湛：澄清貌。

『原文』

癥：腹中坚硬，按之应手，谓之癥也。《圣惠方》①谓：癥，犹征也。然水体柔顺而今反坚硬如地，亢则害，承乃制也。故病湿过极则为痓，反兼风化制之也；风病过极则反燥，筋脉劲急，反兼金化制之也；病燥过极则烦渴，反兼火化制之也；病热过极，而反出五液，或为战栗恶寒，反兼水化制之也。其为治者，但当泻其过甚之气，以为病本，不可反误治其兼化也。然而兼化者，乃天机造化，抑高之道，虽在渺冥②恍惚之间，而有自然之理，亦非显形而有气也。病虽为邪，而造化③之道在其中矣。夫五行之理，甚而无以制之，则造化息矣。如风木旺而多风，风大则反凉，是反兼金化制其木也。大凉之下，天气反温，乃火化承于金也。夏火热极而体反出液，是反兼水化制其火也。因而湿蒸云雨，乃土化承于水也。雨湿过极，而兼烈风，乃木化制其土也。飘骤④之下，秋气反凉，乃金化承于木也。凉极而万物反燥，乃火化制其金也。因而以为冬寒，乃水化承于火也。寒极则水凝于地，乃土化制其水也。凝冻极而起东风，乃木化承土而周岁也。凡不明病之标本者，由未知此变化之道也。

『注释』

①《圣惠方》：宋太宗太平兴国三年，官修药方书，名曰《太平圣惠方》。
②渺冥：渺远。
③造化：创造化育。
④飘骤：急速而猛的风。飘，疾风，旋风。骤，疾速。

『原文』

瘕：腹中虽硬，而忽聚忽散，无有常准，故《圣惠方》云：瘕，犹假也。以其病瘕未成也。《经》注曰：血不流而寒薄①，故血内凝②而成瘕也；一云腹内结病也。《经》曰：小肠移热于大肠，为虙③瘕，为沉④。注曰：小肠热已移入大肠，两热相搏，则血溢而为伏瘕也。血涩不利，则月事沉滞而不行，故云虙瘕为沉。"虙"与"伏"同。"瘕"一为"疝"，传写误也。然则《经》言瘕病亦有热者也，或阳气郁结，怫热壅滞，而坚硬不消者，非寒癥瘕也，宜以脉证别之。

『注释』

①薄：通"泊"。停止，依附。
②凝：原作"流"，据千顷堂《刘河间伤寒三书》改。
③虙：同"伏"。
④沉：隐伏，隐没。

『原文』

癫疝：少腹控卵①，肿急绞痛也。寒主拘缩故也。寒极而土化制之，故肿满也。《经》言"丈夫癫疝"，谓阴器连少腹急痛也，故言"妇人少腹肿"，皆肝足厥阴之脉也。《经》注曰：寒气聚而为疝也。又按《难经》言，五脏皆有疝，但脉急也。注言：脉急者，寒之象也。然寒则脉当短少而迟，今言急者，非急数而洪也，由紧脉主痛，急为痛甚，病寒虽急，亦短小也，所以有痛而脉紧急者，脉为心之所养也。凡六气为痛则心神不宁，而紧急不得舒缓，故脉亦从之而见。欲知何气为其痛者，适其紧急相兼之脉而可知也。如紧急洪数，则为热痛之类也。又《经》言：脾传之肾，病名曰疝瘕，少腹烦冤②而痛，出白蛊③。注言："少腹痛，溲出白液也，一作客热内结，销烁脂肉，如虫之食，故名白蛊也。"然经之复言热为疝瘕，则亦不可止言为寒，当以脉证别之。

『注释』

①控卵：牵扯睾丸。《说文解字》："控，引也。"
②烦冤：谓中气郁结。《素问·示从容论》："肝虚、肾虚、脾虚，皆令人体重烦冤。"《医宗金鉴·运气要诀·五运客运太过为病歌》："飧泄食减腹支满，体重烦冤抑气升。"注："烦冤者，谓中气抑郁不伸故也。"
③蛊：人腹中的寄生虫。

『原文』

坚痞腹满急痛：寒主拘缩，故急痛也。寒极则血脉凝泣①而反兼土化制之，故坚痞而腹满也。或热郁于内,而腹满坚结痛者,不可言为寒也。

『注释』

①冱(hù户):闭塞,冻结。

『原文』

下利清白:水寒则清净明白也。

『按语』

用清净明白有水寒之象喻其属寒性下利。

『原文』

食已不饥:胃热则消谷善饥,故病寒则食虽已而不饥也,胃膈润泽而无燥热故也。或邪热不杀谷,而腹热胀满,虽数日不食而不饥者,不可言为寒也。由阳热太甚而郁结,传化失常,故虽不食而亦不饥。亦犹病热虽甚,而无困倦,病愈而始困无力,由实热之气去也。

『按语』

谓"食已不饥"有病寒、病热两种情况,当详辨之。

『原文』

吐利腥秽:肠胃寒而传化失常。我子能制鬼贼①,则已当自实。故寒胜火衰金旺而吐利腥秽也。腥者,金之臭也②;由是热则吐利酸臭,寒则吐利腥秽也。亦犹饭浆,热则易酸,寒则水腥也。

『注释』

①我子能制鬼贼:指五行中,我生者能克制胜我者。
②腥者,金之臭也:义见《素问·金匮真言论》:"西方白色,入通于肺……其类金……其臭腥。"

『按语』

谓寒邪胜火,人体火衰则不能正常克制金气,而金气自旺,金气一旺,则证显金气之象。其类金,其臭腥。

『原文』

屈伸不便,厥逆禁固:阴水主于清净,故病寒则四肢逆冷,而禁止坚固,舒卷不便利也。故冬脉沉短以敦①,病之象也。或病寒尚微,而未致于厥逆者,不可反以为热。或热甚而成阳厥者,不可反以为病寒也。

『注释』

①敦:厚重,笃实。

『原文』

然阴厥者,元①病脉候,皆为阴证,身凉不渴,脉迟细而微,未尝见于阳证也。其阳厥者,元病脉证,皆为阳证,热极而反厥,时复反温,虽厥而亦烦渴谵妄,身热而脉数也。

若阳厥极深,而至于身冷,反见阴脉微欲绝者,止为热极而欲死也。俗皆妄谓变成阴病,且曰阴阳寒热反变而不可测也。仍取阳主于生、阴主于死之说,急以火艾热药,温其表里,助其阳气,十无一生。

『注释』

①元:原病的脉证。元,开始。

『按语』

谓对厥证要依据原发病证的性质判断寒热,对阳厥身冷脉微欲绝者,不可当阴证施以火艾热药,不然,十无一生。

『原文』

俗因之以为必死之证,致使举世大惧阴证,而疑似阴者,急以温之,唯恐救之不及，而反招暴祸。岂知热病之将死者，鲜有逃于此证也。殊不知一阴一阳之谓道，偏阴偏阳之谓疾。阴阳以平为和，而偏为疾。万物皆以负阴抱阳而生，故孤阴不长，独阳不成；阳气极甚而阴气极衰，则阳气怫郁；阴阳偏倾而不能宣行，则阳气蓄聚于内，而不能营运于四肢，则手足厥冷，谓之阳厥。故仲景曰：热深则厥亦深，热微则厥亦微。又曰：厥当下之，下后厥愈。为以除其里之热也。

　　故病热甚则厥，又以失下则热甚，而反为阴证，非反变为寒病。夫病之传变者，谓中外、上下、经络、脏腑，部分而传受为病之邪气也。非寒热阴阳之反变也。法曰：阴阳平则和，偏则病。假令阳实阴虚，为病热也，若果变而为寒，则比之热气退去，寒欲生时，阴阳平而当愈也，岂能反变之为寒病欤？

『按语』

　　河间指出：对热病甚而厥，或热病失下热盛而厥的现象，其厥是反为阴证，非反变为寒病。这一点很重要。要把疾病的本质与即时征象区别开来。

『原文』

　　然虽《疟论》言"阴胜则寒，阳胜则热"者，谓里气与邪热并之于表，则为阳胜而发热也。表气与邪热并之于里，则为阴胜而寒栗也。由表气虚而里气热，亢则害，承乃制，故反战栗也。大抵本热，非病寒也！或伤寒病，寒热往来者，由邪热在表而浅，邪恶其正，故恶寒也；邪热在里而深，邪甚无畏，物恶其极。故不恶寒而反恶热也。表里进退不已，故为寒热往来也。此气不并于表里。故异于疟而寒热微也。皆热传于表里之阴阳，而非病气寒热之阴阳反变也。或病热而寒攻过极，阳气损虚，阴气暴甚而反为寒者，虽亦有之，因药过度而致之，非自然寒热之反变也。

『按语』

　　河间认为病证的寒热很是复杂，不仅有阴阳表里深浅不同，还有因治法、用药不当、过度而造成非自然寒热的变化，所以遇病要仔细、具体、全面分析，不可机械对待。

『原文』

　　夫六气变乱而为病者，乃相兼而同为病。风热燥同，多兼化也。寒湿性同，多兼化也，性异而兼化者有之，亦已鲜矣。或制甚而兼化者①，乃虚象②也。如③火热甚而水化制之，反为战栗者，大抵热甚，而非有寒气之类也。故渴为热在里，而寒战反渴引饮也。又如以火炼金，热极而反化为水。虽化为水，止为热极而为金汁，实非寒水④也。或燥热太甚而肠胃郁结，饮冷过多而痞隔不通；留饮不能传化，浸润而寒极蓄于胃中。燥热太甚，郁于胸腹而䐜胀满，烦渴不已，反令胃膈冷痛，呕哕浆水，而水浆难下。欲止其渴而强饮于水，则满、痛、呕哕转甚，而渴亦不止。不强饮之，则烦渴不可以忍，令人烦冤闷绝，而但欲死。若误治之，即死不治，亦为难已。每用大承气汤热服，下咽而肠胃郁结痞隔，即得宣通，而留饮传化浸润，则寒湿散去，肠胃之外，得其润泽，热退而烦渴、满痛、呕哕遂止，须臾得利而已矣。

『注释』

①制甚而兼化者：指体内一气过亢，制约此气的另外一气就要亢起制之。如火热过甚，体内能够克制火热的寒水之气就要起而制之，这时就会显现出寒水之气的症状变化，此为"制甚而兼化者"。

②乃虚象也。如："象也如"三字原作"损之至"，据千顷堂《刘河间伤寒三书》改。虚象：假象，虚幻的景象。

③水：原作"丹"，据千顷堂《刘河间伤寒三书》改。

『原文』

然而病诸气者，必有所因，病本热而变为寒者，实亦鲜矣。大凡阳实则脉当实数，而身热烦渴，热甚则为阳厥，至极则身冷脉微，而似阴证，以致脉绝而死。故阳病见阴脉者死，谓其脉近乎绝也。病虽热甚而不已，则必须厥冷而脉微，以至身冷脉绝而死矣。或病本热势太甚，或按法治之不已者，或失其寒药调治，或因失下，或误服热药，或误熨、烙、熏、灸，以使热极而为阳厥者，以承气汤之类寒药下之，热退而寒得宣通，则厥愈矣。慎不可用银粉、巴豆性热大毒丸药下之，而反耗阴气，而衰竭津液，使燥热转甚，而为懊憹、喘满、结胸，腹痛下利不止，血溢血泄，或为淋闷发黄，惊狂谵妄。诸热变证不可胜举；由此为破癥瘕坚积之药，非下热养阴之药也。

古人谓治伤寒热病，若用银粉、巴豆之类丸药下之，则如刀剑刃人也！及尝有阳厥，而尚不下，以至身冷脉微而似阴证，反误以热药投之，病势转甚，身冷脉微而欲绝，唯心胸微暖，昏冒不知人事而不能言，主病者或欲以暖药急救其阳，恐阳气绝而死也。答曰：此因热极失下反又温补而致之，若又以热药助其阳气，则阴气暴绝，阳气亦竭而死，阳气何由生也？或又曰：何不急下之？答曰：此阳胜伐阴，而阴欲先绝，则阳亦将竭矣。于此时而下之，则阴阳俱绝而立死矣。不救亦死。但及于期则缓而救之，则当以寒药养阴退阳，但不令转泻，若得阴气渐生则可救也。宜用凉膈①，一服则阴气可以渐生。何以知之？盖以候其心胸温暖渐多，而脉渐生尔。终日三服，其脉生②至沉数而实，身表复暖，而唯厥逆，与水善饮，有时应人之问，谵妄而舌强难言，方以调胃承气汤下之，获汗而愈；所谓寒药反能生脉，而令身暖者，由阳实阴虚，欲至于死，身冷脉微，今以寒药养阴退阳，而复不至于死故也。

『注释』

①凉膈：凉膈散（大黄、黄芩、栀子、连翘、芒硝、甘草、薄荷）。出自宋代《太平惠民和剂局方》，主治中上膈热。
②生：原作"主"，据千顷堂《刘河间伤寒三书》改。

『原文』

大凡治病，必先明其标本①。标，上首也，本，根元也。故《经》言：先病为本，后病为标。标本相传，先以治其急者。又言：六气为本，三阴三阳为标，故病气为本，受病经络脏腑谓之标也。夫标本微甚②，治之逆从③，不可不通也。故《经》言："知逆与从，正行无问，明知标本，万举万当，不知标本，是谓妄行。阴阳之逆从标本之谓道也。"斯其理欤？

『注释』

①标本：标是指疾病的外部表面表现，本是指疾病的内部原因和根源。
②微甚：指疾病的轻重缓急。
③逆从：指治法的逆从。病在本而治其标，病在标而治其本，为逆治；病在本而治其本，病在标而治其标，为从治。

附 录

《素问玄机原病式》学术特色研究

（一）作者及著作简述

刘完素（约1120—1200），字守真，号河间居士，别号守真子，自号通玄处士，金章宗赐号"高尚先生"，世称刘河间。自幼聪慧，耽嗜医书。其为医，独好《素问》，朝夕研读，手不释卷，终得要旨，并根据其原理，结合北方环境气候特点，及民众饮食醇厚、体质强悍的特性，围绕《黄帝内经》病机十九条，搜集整理伤寒火热病机理论，主寒凉攻邪，善用防风通圣散、双解散等方治疗，名盛于大定、明昌年间（1161—1195）。刘完素弟子甚多，先后有穆子昭、马宗素、镏洪、常德、董系、刘荣甫、荆山浮图等从之，私淑者也不少，如张从正、程辉、刘吉甫、潘田坡等，最终形成寒凉攻邪医风，开创了金元医学发展的新局面，形成金元时期一个重要学术流派"河间学派"。

《素问玄机原病式》，为刘完素代表性学术著作之一，全书一卷，约成书于1152年。书中主要针对《素问·至真要大论》中的病机十九条，分析、整理、发挥、归纳为五运主病（肝木、心火、脾土、肺金、肾水）和六气主病（风、热、湿、火、燥、寒）共十一条病机。《素问·至真要大论》中的病机十九条原为176字，现演为277字，逐条逐证进行注释阐发，并提出相应治疗原则。书中以大量篇幅论述了"热"和"火"的病证、病机，反映了刘完素的寒凉派学术思想。

（二）《素问玄机原病式》主要学术特色

1. 五运六气病机学说

刘完素把五运六气作为概括病证的纲领，善于分析，吸取了运气学说中的合理内涵。他指出"一身之气，皆随四时五运六气兴衰，而无相反矣"（《素问玄机原病式·热类》）。同时，他又认识到人体本身的内在条件与疾病发生的重要关系。刘完素很重视五运六气的变化与人体疾病发生的密切关系，说"不明气运变化之机，宜乎认是而为非也"，更注重人体内因在发病中的关键作用。他把运气学说与病理紧密结合起来，在病机上有所阐发，根据六气属性的特点，全面从脏腑疾病寒热虚实的变化中去认识病性，从而确定治法。《素问玄机原病式·火类》中提出："夫五行之理，……递相济养，是谓和平。交互克伐，是谓兴衰。变乱失常，灾害由生。"指出，脏腑病变，不必皆由"本气兴衰"引起，而"六气互相干而病"者（同上），尤为常见。

2. 以五运六气类分病机十九条

刘完素还运用了比物立象的方法，将脏腑病机与五运联系在一起，把《素问》病机十九条中的脏腑诸病，归纳为"五运主病"。如诸风掉眩，皆属肝木；诸痛痒疮疡，皆属心火；诸湿肿满，皆属脾土等。其他诸病，分别归纳为风、热、湿、火、寒，并在《黄帝内经》病机原有基础上，增列了"诸涩枯涸，干劲皴揭，皆属于燥"一条，而成为"六气为病"一类。

这样创造性地运用五运六气作为疾病的分类纲领，有较强的系统性，又便于临证时掌握。他将错综复杂的病证，用脏腑病机与五运六气学说结合起来分为十一类病。

3. 亢害承制说

刘完素认为，自然界万物能在不断运动中求得相对的平衡，维持正常活动，生化不息，是因为五运六气相互承制。他认为"夫五行之理，甚而无以制之，则造化息类"（《素问玄机原病式·寒类》）。并举例说："风木旺而多风，风大则反凉，是反兼金化制其木也。大凉之下，天气反温，乃火化承于金也。夏火热极而体反出液，是反兼水化制其火也。"

刘完素以四时气候温热湿凉寒的变化，说明亢害承制的理论。由于这一关系存在，气候才不致太过或不及，万物才能生化不息，在人体脏腑之间，也是如此，脏腑活动在盛衰消长的变化中，亢而不过极，亢而又有制，制则生化，生命不息。

亢害承制，是贯穿《素问玄机原病式》的基本观点，刘完素从亢害承制的角度探讨了病机，并对病理变化的论证和对病候疑似真假作了深刻分析，其目的主要是为了分清疾病中假象与本质的关系，从而在治疗中不致陷于标本不分，认是为非的困境。其对后世诊断学及治疗学都有很大的启示。

4. 六气皆能化火说

刘完素在论述病机时，多从火热阐发，他认为临床上火热为病，多于风寒温燥。又认为六气之中，不必一气独为其病，风、寒、湿、燥等病，多从火热之气相兼。他在谈论火热与风、湿、燥、寒诸气的关系时，强调风、湿、燥、寒诸气在病理变化中，皆能化火生热，相兼同化，而火热也往往是产生风、湿、燥、寒的原因之一。

5. 五志过极皆为热说

刘完素论"火热",一般侧重于外感火热病的证治。他对于内伤火热病也有一定的认识,提出了"五志过极,皆为热甚"的观点。

他在《素问玄机原病式·热类》中说:"五脏之志者,怒、喜、悲、思、恐也[悲,一作忧]。若志过度则劳,劳则伤本脏。凡五志所伤皆热也。"又说:"六欲者,眼、耳、鼻、舌、身、意也。七情者,喜、怒、哀、乐、惧、恶、欲之所伤,则皆属火热。所谓阳动阴静。故形神劳则躁不宁,静则清平也。是故上善若水,下愚如火。先圣曰:六欲七情,为道之患。属火故也。"

总之,《素问玄机原病式》是刘完素的得力之作,其中的很多学术观点对当时和后世的病机学说影响很大,他用比物立象的思辨方法,真正揭示了《黄帝内经》病机十九条的叙事逻辑,对金元时期中医藏象学说的发展发挥了很好的导向作用。他的六气化火说,以及对外感病的尽早清热解毒、早用寒凉之法,不拘旧俗,大胆创新,简单实用,对当时外感火热病的治疗有力挽狂澜之举,时至今日仍有很高的临床价值。